ポケットマスター臨床検査知識の整理

公衆衛生学／関係法規

臨床検査技師国家試験出題基準対応

新臨床検査技師教育研究会 編

医歯薬出版株式会社

発刊の序

　臨床検査技師になるためには，幅広い領域についての知識を短期間のうちに習得することが求められている．またその内容は，医学・検査技術の進歩に伴い常に新しくなっている．さらに，学生生活を締めくくり実社会に出ていくための関門となる国家試験はきわめて難関で，臨床検査技師を目指す学生の負担は大きい．

　本書は，膨大な量の知識を獲得しなければならない学生に対し，効率的に学習を進めるために，そして少しでも勉強に役立つよう，学校での授業の理解を深め，平素の学習と国家試験対策に利用できるように配慮してつくられた．国家試験出題基準をベースに構成され，臨床検査技師教育に造詣の深い教師陣により，知っておかなければならない必須の知識がまとめられている．

　「学習の目標」では，国家試験出題基準に収載されている用語を中心に，その領域におけるキーワードを掲載し，「まとめ」では，知識の整理を促すようわかりやすく簡潔に解説することを心掛けた．一通り概要がつかめたら，○×式問題の「セルフ・チェックA」で理解度を確認し，要点が理解できたら，今度は国家試験と同じ出題形式の「セルフ・チェックB」に挑戦してもらいたい．間違えた問題は，確実に知識が定着するまで「まとめ」を何度も振り返ることで確かな知識を得ることができる．「コラム」には国家試験の出題傾向やトピックスが紹介されているので，気分転換を兼ねて目を通すことをおすすめする．

　今回，購入者特典として，スマートフォンやタブレットで閲覧でき，どこでも学習できるよう電子版を用意した．書籍

とあわせて，電車やバスの中などでも活用していただきたい．本書を何度も開き段階を追って学習を進めることにより，自信をもって国家試験に臨むことができるようになるだろう．

　最後に，臨床検査技師を目指す学生の皆さんが無事に国家試験に合格され，臨床検査技師としてさまざまな世界で活躍されることを心から祈っております．

新臨床検査技師教育研究会

本書の使い方

1. 国家試験出題基準に掲載されている項目をベースに,項目ごとに「学習の目標」「まとめ」「セルフ・チェックA(○×式)」「セルフ・チェックB(国家試験出題形式:A問題(五肢択一式),X2問題(五肢択二式)」を設けています."国試傾向"や"トピックス"などは「コラム」で紹介しています.

2. 「学習の目標」にはチェック欄を設けました.理解度の確認に利用してください.

3. 重要事項・語句は赤字で表示しました.赤いシートを利用すると文字が隠れ,記憶の定着に活用できます.

4. セルフ・チェックA,Bの問題の解答は赤字で示しました.赤いシートで正解が見えないようにして問題に取り組むことができます.不正解だったものは「まとめ」や問題の解説を見直しましょう.

5. スマートフォンやタブレットでも学習に取り組めるように,電子版を付録につけました.

6. 初めから順番に取り組む必要はありません.苦手な項目や重点的に学習したい項目から取り組んでください.

ポケットマスター臨床検査知識の整理
公衆衛生学／関係法規　電子版
（購入者無料特典）

■電子版の閲覧方法

① 「医歯薬出版 電子版（e-ishiyaku）」アプリを App Store（iOS），Google play（Android）からダウンロードして，インストールします（※「医歯薬出版 電子版」で検索してください）．

② アプリを起動し表示された画面に巻末の袋とじに印刷されているログインID，ログインキーを入力してログインします．

③ ログインすると，本棚にグレーの書影が表示されますので，タップしてダウンロードしてください．

　※詳しい利用方法は，「医歯薬出版 電子版　アプリの使い方」（本棚よりダウンロード）をご覧ください．

　※2冊目以降のログイン方法（書誌の追加）は，「アプリの使い方」の2ページをご参照ください．

■動作環境

- 動作環境とは，「医歯薬出版 電子版」が動作することを保証し，お問い合わせ・サポート対象となる環境をさします．下記の動作環境以外の場合は，お問い合わせ・サポート対象とはなりません．

　Android スマートフォン／タブレット：Android 5.1 以上
　iPhone，iPad，iPod：iOS 10 以上

　※Windows PC，Windows Phone，Macintosh PC には対応しておりません．

■ご利用について

- ライセンス数（同時に閲覧できる機器数）：電子版が同時に閲覧できる機器数は，書誌購入1部につき1台になります．また，本製品は購入者以外の方が使用することはできません．
- 閲覧可能期間：本書誌の発行終了後1年間を経過した時点まで．
- 電子版の刷数：購入した書誌と同じ刷数になります．
- 本製品のご使用によりお客様または第三者が被った直接的または間接的ないかなる損害についても，当社はいっさいの責任を負いかねます．

■電子版の使い方（マスク機能・解答機能について）
　①マスク機能
　　本文中の重要事項は，四角い枠で隠れており，枠をタップすると隠れている文字が表示されます．

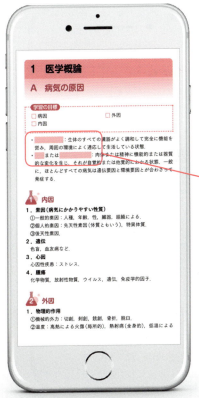

タップすると隠れている文字が表示されます．もう一度タップすると，マスクされます

②解答機能

セルフ・チェックA，Bのページでは，チェックボックスをタップして解答した後，「答え合わせ」ボタンをタップすると正誤が判定されます．正答・誤答は以下の記号で表示されます．

◎：正答　▲：誤答

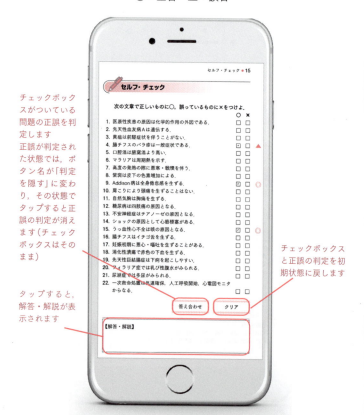

チェックボックスがついている問題の正誤を判定します
正誤が判定された状態では，ボタン名が「判定を隠す」に変わり，その状態でタップすると正誤の判定が消えます（チェックボックスはそのまま）

タップすると，解答・解説が表示されます

チェックボックスと正誤の判定を初期状態に戻します

■お問い合わせ先

電子版に関するお問い合わせは，以下のお問い合わせフォームよりお願いいたします（お電話でのお問い合わせには対応しておりません．何卒ご了承ください）．

https：//www.ishiyaku.co.jp/ebooks/inquiry/

公衆衛生学／関係法規

目 次

1 医学概論 ··· 1
2 公衆衛生の意義 ··································· 15
3 人口統計と健康水準 ······························· 21
4 疫学 ·· 29
5 環境と健康 ······································ 39
6 健康の保持増進 ·································· 77
7 衛生行政 ·· 112
8 国際保健 ·· 121
9 憲法および関係法規 ······························· 127

索 引 ·· 172

1 医学概論

A 医学と医療

学習の目標
- [ ] 医学と医療
- [ ] 衛生学と公衆衛生学
- [ ] 根拠に基づく医療
- [ ] 診療ガイドライン

医学,医療

1.医学
人体の構造と機能や疾病を研究して得られた疾病の診断,治療,予防に関する知識や技術.解剖学,生理学,生化学等の基礎医学,内科学,外科学等の臨床医学,衛生学,公衆衛生学等の社会医学に分類.

2.医療
医学を利用した疾病の診断,治療,予防のみならず,保健,福祉など人の健康の維持,増進,疾病の回復にかかわる広範な活動.

衛生学と公衆衛生学

1.衛生学とは
健康の維持・増進,疾病の予防,寿命の延長などを目的に,環境,社会,宿主などの要因を研究する領域.

2.公衆衛生学とは
衛生学で得られた成果を社会に実施することを研究する領域.
① ウインスローの定義:共同社会の努力を通じて,疾病を予防し,寿命を延長し,肉体的,精神的健康と能率の増進を図る科学であり,技術である.
② 公衆衛生の目標:対象とする地域に住むすべての人々に,QOL(生活の質)の向上,健康の維持・増進,疾病の予防を実現.
③ 公衆衛生活動(共同社会の努力):環境整備,感染予防,衛生教育,医療サービスの組織化,社会制度の整備.

根拠に基づく医療(EBM)と診療ガイドライン

1. 根拠に基づく医療(EBM：evidence based medicine)
疫学や実証的な根拠に基づいた，効果的で質の高い患者中心の医療．

2. EBMの5つの段階
①患者の臨床問題や疑問点の明確化．
②質の高い情報の効率的収集．
③情報の信頼性，妥当性の批判的評価．
④情報の患者への適用．
⑤①〜④までを評価．

3. エビデンスの信頼性
研究デザインや結果の評価法が関与（4章の「B-7 エビデンスのレベル」を参照）．

4. 診療ガイドライン
EBMに準拠して策定される．

B 社会と健康

学習の目標
- 憲法第25条
- WHOの健康の定義
- 少子高齢化の影響

憲法第25条

すべて国民は，健康で文化的な最低限度の生活を営む権利を有する．国は，すべての生活部面について，社会福祉，社会保障及び公衆衛生の向上及び増進に努めなければならない．

世界保健機関(WHO)憲章前文における健康の定義

健康とは，身体的にも精神的にも社会的にも完全に良好な状態であって，単に疾病や虚弱でないということではない．

3 少子高齢化の影響

人口の高齢化が進むにつれて疾病者数や疾病の構成が変化する.

日本の医療費は高齢者の医療費が占める割合が高く,高齢化に伴う医療費の増加が見込まれる.また,日本の医療保険制度は働き手が高齢者の医療を支える賦課方式であるため,少子化による働き手の減少は,医療保険制度を維持するうえで大きな問題となっている.

C 医療と社会の状況

学習の目標
- □ 医療計画
- □ 日本の医療の特徴
- □ 医療従事者・チーム医療
- □ 社会保障・社会福祉・医療扶助
- □ 国民医療費

1 医療計画と地域医療

1. 医療計画

医療法により,都道府県が必要な医療を確保するために策定.

医療計画の記載事項

① がん,脳卒中,急性心筋梗塞,糖尿病,精神疾患の治療・予防
② 救急医療,災害時の医療,へき地の医療,周産期医療,小児医療(小児救急医療を含む),その他の医療の確保
③ ①と②の目標に関する事項
④ ①と②にかかわる医療連携体制
⑤ ④に関する情報提供の推進
⑥ 居宅等における医療の確保
⑦ 医師,歯科医師,薬剤師,看護師,その他の医療従事者の確保
⑧ 医療の安全の確保
⑨ 地域医療支援病院の整備目標等,医療機能を考慮した医療提供施設の整備目標
⑩ 2次医療圏の設定
⑪ 3次医療圏の設定
⑫ 基準病床数
⑬ その他,医療を提供する体制の確保に必要な事項

2．医療圏
① 1次医療圏：区域は定めないが，通常の傷病の治療や健康管理を行う区域．
② 2次医療圏：日常生活圏を考慮した広域市区町村で，適正な病床数を整備して入院を含めた医療を確保する区域．
③ 3次医療圏：複数の2次医療圏をあわせた高度先進医療を提供する区域．

3．救急医療
① 初期救急医療：外来で診療可能な患者を対象とし，在宅当番医制と休日夜間急患センターが担当．
② 2次救急医療：入院治療が必要な患者を対象とし，病院群輪番制度等で対応．
③ 3次救急医療：2次救急医療では対応できない重篤な患者を対象とし，救命救急センターが担当．

4．災害医療
広域災害救急医療情報システムにより都道府県に災害拠点病院を設置し，災害派遣医療チームを現地に派遣．

5．へき地医療
都道府県はへき地医療支援機構を設置．へき地医療拠点病院はへき地への医師の派遣や無医地区への巡回診療を実施．

日本の医療の特徴

① 国民皆保険：すべての国民が公的医療保険に加入することが原則．
② フリーアクセス：患者は医療機関を自由に選んで受診できる．
③ 開業の自由：医師は，病院や診療所を全国どこでも自由に開業できる．
④ 民間医療機関中心の医療提供体制：医療機関の大部分は医療法人や個人が開業した病院・診療所．
⑤ 出来高払い中心の診療報酬点数制度：医療行為を公定価格である診療報酬点数に換算し，医療行為の量に応じて報酬を支払う．

病院と診療所

1．医療法で定める医療機関
（1）医療提供施設の種類
　病院，診療所，助産所，介護老人保健施設，調剤薬局など．
（2）病院の基準
　病院は20床以上の病床がある医療施設．診療所は19床以下．
（3）病院の種類
　①一般病院．
　②精神病院．
　③特定機能病院：高度な医療の提供，開発，評価，研修を行う．
　④地域医療支援病院：地域医療の確保に必要な支援を行う．
　⑤臨床研究中核病院：臨床研究の実施の中核的な役割を担う．
（4）病床の種類
　一般病床，療養病床，精神病床，感染症病床，結核病床があり，種類によって施設や医療従事者の設置基準が異なる．

医療従事者・チーム医療

1．医療従事者
　医療には多くの専門職がかかわっており，資格によって業務独占や名称独占がある．
2．チーム医療
　複数の医療専門職が専門的な能力をそれぞれ発揮し，連携・協働して患者の治療や療養の支援にあたる．

社会保障・社会福祉・医療扶助

1．日本の社会保障制度
　憲法第25条に基づき，傷病・死亡・失業・老齢などで生活の安定が損なわれた場合に公的責任で生活を支える制度．医療保険，年金保険，介護保険等．
2．社会保障の役割
　生活の安定と向上，所得の再分配，経済の安定という役割がある．

3．社会保障給付費

112兆円．年金が49％，医療が32％，福祉などが19％〔平成26年（'14）〕．

4．社会福祉

自助努力では自立した生活が困難な場合に，地域社会の一員として自立した生活ができるように支援する制度．

5．生活保護

①生活保護法に基づく．
②生活に困窮している人に最低限の生活を保障する制度．
③生活・教育・住宅・医療・介護・出産・生業（せいぎょう）・葬祭の8扶助がある．医療扶助と介護扶助は現物給付，その他は現金給付が原則．
④対象者は月平均216万人で，8割以上が医療・住宅・生活の3扶助を受ける．高齢者世帯が半数を占める．開始理由は，貯金の減少・喪失が最も多い．〔平成27年（'15）〕

6 国民医療費

1．国民医療費とは

当該年度に医療機関などで傷病の治療に要した費用．

2．国民医療費に含まれるもの

診療費，調剤費，入院時食事療養費，訪問看護療養費，保険適用の移送費．

3．国民医療費に含まれないもの

正常な妊娠分娩，健康診断，予防接種，固定した障害に使用する義眼，義肢．

4．費用〔平成26年（'14）〕

①年間金額：40兆8,071億円．
②国民所得比：11.2％で年々上昇．
③財源：公費38.8％，保険料が48.7％．
④1人あたり：32.11万円．
⑤年齢別：65歳以上（72.44万円）は65歳未満（17.96万円）の4倍多い．
⑥使用割合：65歳以上は58.6％，75歳以上では35.4％．
⑦制度区分別医療費：医療保険等給付分（46.9％）が最多．
⑧傷病分類別一般診療医療費：循環器系疾患（58,892億円）が最多．

次いで新生物,筋骨格系・結合組織の疾患が多い.

D 医療制度

> **学習の目標**
> □ 日本・諸外国の医療制度

日本・諸外国の医療制度

1. 日本の医療保険制度

種類		被保険者	保険者	自己負担	財源
職域保険 (被用者保険)	健康保険	一般被用者等	全国健康保険協会	3割. ただし未就学児2割.70歳以上の者2割(現役並み所得者は3割)	保険料(労使折半),国庫負担・補助(給付費の16.4%)
			各種健康保険組合		保険料(労使折半)
	船員保険	船員	全国健康保険協会		
	国家公務員共済組合	国家公務員	各省庁等共済組合		
	地方公務員共済組合	地方公務員	各地方公務員共済組合		
	私立学校教職員共済組合	私立学校教職員	私立学校振興・共済事業団		
地域保険	国民健康保険	一般国民(自営業者,農業者等)	各市区町村・都道府県		保険料(世帯あたり),国庫負担・補助(給付費の41%)
			各国民健康保険組合		保険料(世帯あたり),国庫負担・補助
		被用者保険の退職者	各市区町村・都道府県		保険料(世帯あたり)

(次ページにつづく)

種類	被保険者	保険者	自己負担	財源
後期高齢者医療制度	75歳以上の者および65～74歳で一定の障害の状態にあり広域連合の認定を受けた者	後期高齢者医療広域連合	1割(現役並み所得者は3割)	保険料約10%,各医療保険からの支援金約40%,公費約50%

2．諸外国の医療保障制度

(2013年)

国	制度の類型	自己負担	財源	
			保険料	国庫負担
ドイツ	社会保険.一定所得以下は公的保険,それ以外は民間保険に加入	入院は1日10ユーロ.薬剤は10%負担	報酬の15.5%	115億ユーロ
フランス	社会保険.国民皆保険	外来30%.入院20%.薬剤35%	賃金総額の13.85%	一般社会拠出金として所得の5.29%
スウェーデン	税方式による公営の保険・医療サービス.全居住者	外来は年間1,100クローナ以内.入院は1日100クローナ以内	なし	なし
イギリス	税方式による国営の国民保険サービス.全居住者	なし	なし	租税を財源
アメリカ	社会保険.メディケアは65歳以上と障害者,メディケイドは低所得者,それ以外は民間保険に加入	パートA(入院)は60日以内では1,184ドル以内.パートB(外来)は年間147ドルと医療費の20%.パートD(薬剤)は年間325ドルまで自己負担	パートA(入院)は給与の2.9%.パートB(外来)は月104.9ドル.パートD(薬剤)は月40.18ドル	パートA(入院)は社会保障税.パートB(外来)とパートD(薬剤)は75%負担

セルフ・チェック

A 次の文章で正しいものに〇，誤っているものに×をつけよ．

	〇	×
1. 生理学は臨床医学に分類される．	□	□
2. 医療には健康の維持，増進も含まれる．	□	□
3. 公衆衛生の目標にQOL（生活の質）の向上がある．	□	□
4. 根拠に基づく医療（EBM）は医療チーム中心の医療が目的である．	□	□
5. 憲法第25条では，国は社会福祉，社会保障，医療の向上及び増進に努めると定めている．	□	□
6. 医療法では国が医療計画を策定することを定めている．	□	□
7. 医療計画の記載事項には小児医療の確保がある．	□	□
8. 1次医療圏は高度先進医療を提供する区域である．	□	□
9. 日本の医療保険は国民皆保険制度である．	□	□
10. 介護老人保健施設は医療提供施設である．	□	□
11. 病院は200床以上の病床を有する医療施設である．	□	□
12. 生活保護の開始理由は傷病が最も多い．	□	□
13. 75歳以上の者は国民健康保険に加入する．	□	□

B

1．わが国の平成26年度の国民医療費で正しいのはどれか．
- □ ① 人口1人あたりでは約50万円である．
- □ ② 国民所得に対する比率は1割を超えている．
- □ ③ 財源は公費が約6割を占める．
- □ ④ 65歳以上の国民医療費は65歳未満の約2倍である．
- □ ⑤ 傷病分類別一般診療医療費では呼吸器系の疾患が最も多い．

A 1-×（基礎医学），2-〇，3-〇，4-×（患者中心），5-×（医療ではなく公衆衛生の向上及び増進），6-×（都道府県），7-〇，8-×（3次医療圏），9-〇，10-〇，11-×（20床以上），12-×（貯金の減少や喪失），13-×（後期高齢者医療制度）

B 1-②（①32.11万円，②11.2%，③38.8%，④約4倍，⑤循環器系疾患）

E 医の倫理

学習の目標
- ヒポクラテスの誓い
- リスボン宣言
- 医療安全
- 医療倫理
- ヘルシンキ宣言
- インフォームドコンセント
- 個人情報保護

ヒポクラテスの誓い

紀元前5世紀のギリシャの医師であるヒポクラテスのものとされる医師の倫理規範に関する宣誓文.

すべての患者の生命の尊重，患者のプライバシー保護，医学教育における徒弟制度，専門職としての医師の尊厳を掲げる．WMA（世界医師会）のジュネーブ宣言（1948年）にその精神が受け継がれている．

患者の権利の尊重

1．リスボン宣言
WMA（世界医師会）が1981年に採択した患者の権利に関する原則．医師，医療従事者，医療組織による以下の権利の擁護を求めている．

2．リスボン宣言の項目
①良質の医療を受ける権利，②選択の自由の権利，③自己決定の権利，④意識のない患者への対応，⑤法的無能力の患者への対応，⑥患者の意思に反する処置，⑦情報に対する権利，⑧守秘義務に対する権利，⑨健康教育を受ける権利，⑩尊厳に対する権利，⑪宗教的支援に対する権利．

医療安全

1．医療安全管理体制の整備
①病院，有床診療所，無床診療所，助産所は，平成19年（'07）の第5次改正医療法施行により，医療安全管理体制の整備が義務づ

けられた.
②都道府県は，医療安全支援センターの設置が義務づけられた.
③医療事故調査制度を平成27年('15)から実施.
④インシデントやアクシデントへの対応ばかりでなく，院内感染予防や医療過誤の予防などに日常的に組織的に取り組む.

2．医療機関の医療安全管理体制
病院等の管理者は，医療法により以下の体制を確保する.
①医療に係る安全管理のための指針の整備，委員会の開催，職員研修の実施.
②医療に係る安全の確保を目的とした改善のための方策を講ずる.

3．医療安全支援センターの役割
①医療に関する苦情・相談に応じ，患者や医療機関に助言する.
②患者や医療機関に，医療の安全の確保に必要な情報の提供を行う.
③医療機関の管理者や従業者に，医療の安全に関する研修を行う.
④医療の安全の確保のために必要な支援を行う.

4．医療事故調査制度
①医療事故が発生した場合，医療機関は，遺族への説明，第三者機関への報告，必要な調査の実施，調査結果の遺族への説明，指定法人である医療事故調査・支援センターへの報告を行う.
②医療機関や遺族からの調査依頼により，センターが調査して結果を報告.
③センターは，医療機関の調査結果報告を整理・分析し，医療事故の再発防止に関する普及啓発を行う.

医療倫理

1．医療倫理の4原則
①自律尊重の原則：患者が治療上の決定を下すために必要な情報を開示し，自律的な決定を促進する.
②無危原則：患者に危害を加えないだけでなく，患者に危害を受けるリスクを負わせない責務も含む.
③善行原則：患者の最善の利益を図るために行動する.
④正義原則：医療を受ける利益と負担を公正に平等に配分する.

2．生命倫理と人権に関する世界宣言
ユネスコが2005年に採択した生命倫理と人権に関する原則．人権

の保護，個人と社会の責任，個性の尊重，プライバシーの保護，差別の排除，文化的・生物的多様性の尊重など，生命科学と医療関連技術全般の倫理問題に関する原則と各国の政策立案の枠組みを示す．

5 ヘルシンキ宣言

1．ヘルシンキ宣言
WMA（世界医師会）が1964年に採択した，人間を対象とする医学研究の倫理的原則．

2．ヘルシンキ宣言の内容
①一般原則，②リスク・負担・利益，③社会的弱者グループおよび個人，④科学的要件と研究計画書，⑤研究倫理委員会，⑥プライバシーと秘密保持，⑦インフォームドコンセント，⑧プラセボの使用，⑨研究終了後条項，⑩研究登録・結果の刊行・普及，⑪臨床における未実証の治療．

6 インフォームドコンセント

1．インフォームドコンセントとは
患者が医療機関（医療従事者）から疾病や治療について説明を受け，その説明に基づいて患者が医療機関に与えた同意．

2．インフォームドコンセントの理念
患者の人格や自己決定権を尊重し，肉体的にも精神的にも適切な患者中心の治療を行うために必要な手続き．
インフォームドアセントは，意思表示能力が十分でない小児などが疾病や治療について説明を受け，代諾者による同意とともに与えた同意．

7 個人情報保護

1．医療・介護関係事業者の個人情報の取扱い
①個人情報保護法に基づく．
②個人情報の取得・利用：利用目的を特定し，その範囲内で利用．
③個人データの保管：漏洩等がないように管理．
④個人データの第三者提供：

- あらかじめ本人の同意を得る．
- 第三者に情報を受け渡した場合は，原則一定事項を記録．

⑤保有個人データに関する開示請求等への対応：
- 本人からの開示請求等に対応．
- 苦情等に適切に迅速に対応．

2．個人情報・個人データ・個人識別符号
(1) 個人情報の範囲
①生存する個人の情報．
②氏名，生年月日，顔画像，個人識別符号など．
③特定の個人を識別できる情報で，身体，財産，職種，肩書き等の属性に関して事実，判断，評価を表すすべての情報．評価情報，公刊物，映像，音声も含む．
④死者の情報は個人情報として扱わないが，遺族等の生存する個人の情報でもある場合は遺族等の個人情報となる．
⑤診療録に限らず，患者の氏名等のメモも該当．

(2) 個人データ
①個人情報データベース等を構成する個人情報．
②個人情報データベース等とは，個人情報を整理・分類して検索できるように体系的に構成した情報の集合体．
③診療記録や介護記録は，個人データに該当．

(3) 個人識別符号
①情報単体から特定の個人を識別できる文字，番号，記号など．
②本人を認証できるDNA塩基配列，健康保険や介護保険の被保険者証や高齢受給者証の記号・番号・保険者番号を含むものなど．

公衆衛生学の学習の進め方

公衆衛生学はつぎの3つの内容で構成されている．このことを意識して学習を進めよう．
①公衆衛生学的考え方：公衆衛生学で用いる専門用語や指標の意味や定義，および疫学とスクリーニングの方法を理解する．
②衛生状態：種々の調査から得られた死亡や疾病の原因，年次推移，国際比較など日本の現状を把握する．
③公衆衛生活動：現状に対する対策である．多くの公衆衛生活動には公的活動がかかわっているので，関連する法律や施策，提供されているサービスを確認する．

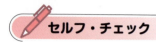
セルフ・チェック

A 次の文章で正しいものに〇，誤っているものに×をつけよ．

	〇	×
1. ヒポクラテスの誓いは医師の倫理を唱えている．	□	□
2. リスボン宣言には患者の情報に対する権利の規定がある．	□	□
3. 医療安全管理体制の整備は病院の義務である．	□	□
4. 都道府県は医療事故調査・支援センターを設置する．	□	□
5. 医療事故発生の際，医療機関は医療事故調査・支援センターに報告する．	□	□
6. ジュネーブ宣言は人間を対象とする医学研究の倫理的原則を提唱した．	□	□
7. ヘルシンキ宣言にはインフォームドコンセントの規定がある．	□	□
8. インフォームドコンセントは医療機関から受けた疾病等の説明に基づいた患者の同意である．	□	□
9. インフォームドコンセントは意思表示能力が十分でない小児などで行われる．	□	□

B

1. 医療機関の個人情報の扱いについて誤っているのはどれか．
   - □ ① 特定した利用目的の範囲内で利用する．
   - □ ② 第三者に提供する場合は本人の同意を得る．
   - □ ③ 死者の情報も個人情報として扱う．
   - □ ④ 診療記録は個人データである．
   - □ ⑤ 介護保険の被保険者証の保険者番号は個人識別符号である．

A 1-〇，2-〇，3-〇，4-×（医療安全支援センター），5-〇，6-×（ヘルシンキ宣言），7-〇，8-〇，9-×（意思表示能力が十分でない小児などが行うのはインフォームドアセント）

B 1-③（扱わない．ただし，生存する遺族等の情報でもある場合は個人情報として扱う）

2 公衆衛生の意義

A 健康・疾病・予防

学習の目標
- □ 公衆衛生の定義
- □ 予防医学の段階
- □ スクリーニング検査
- □ 感度
- □ 特異度
- □ 陽性反応的中度
- □ 陰性反応的中度
- □ ROC曲線
- □ 国際生活機能分類
- □ ノーマライゼーション

疾病予防と健康増進

1．公衆衛生学の定義

1章の「A-2 衛生学と公衆衛生学」を参照.

一次予防，二次予防，三次予防

健常期から疾病が回復して健康な状態に戻るまでのすべての段階を対象に実施する予防医学の考え方.

一次予防，二次予防，三次予防

予防の段階	疾病の段階	内容	例
一次予防	健常	健康増進	広く疾病を予防 健康教育，栄養改善，運動，休養
		特異的予防	特定の疾病を予防 予防接種，環境衛生，個人衛生
二次予防	前臨床期	早期発見	特定健診，がん検診
		早期治療	疾病の進展を防止
三次予防	臨床期	疾病の悪化防止	疾病の治療，再発・後遺症・合併症の予防
	回復期	リハビリテーション	機能訓練，社会復帰

スクリーニング,健康診断

1．スクリーニング検査,感度と特異度

(1) スクリーニング検査
①定義：集団のなかから疾病に罹患している者やその可能性が高い者をふるい分ける方法．

②スクリーニング検査を実施するにあたって考慮する点：
- 対象となる**疾病の重大性**：放置すると,死亡,発症,健康状態の悪化,不快,不満足,不足が増加する．
- **事後措置の妥当性**：被験者が受容できる治療・予防法があり,早期の対応が有効である．
- **検査の妥当性**：被験者が受容できる検査で,簡易性(簡単・安価・安全),有効性(感度や特異度が高い),信頼性(再現性が高い)がある．

(2) スクリーニング検査の妥当性の評価
①妥当性は疾病がある者とない者を識別する能力で,感度と特異度で評価．

②**感度と特異度が高いほど,妥当性が高い**．

③感度が高くなるようにカットオフ値を設定すると特異度は低くなる．特異度が高くなるようにカットオフ値を設定すると感度が低くなる．感度と特異度は**トレードオフの関係**にある．

④感度と特異度：
- 感度：疾病がある者を検査陽性とする割合．
  感度＝a÷(a+b)
- 特異度：疾病がない者を検査陰性とする割合．
  特異度＝d÷(c+d)
- 偽陽性率：疾患がない者を検査陽性とする割合．
  偽陽性率＝c÷(c+d)
- 偽陰性率：疾患がある者を検査陰性とする割合．
  偽陰性率＝b÷(a+b)

感度と特異度

	検査陽性	検査陰性	計
疾病がある	a 真陽性	b 偽陰性	a+b
疾病がない	c 偽陽性	d 真陰性	c+d
計	a+c	b+d	

(3) スクリーニング検査の効果の評価

①効果とは，検査結果が疾病がある者とない者を識別する能力で，陽性反応的中度と陰性反応的中度で評価.

②同じ検査を実施しても，有病率が高くなると，陽性反応的中度は高くなり，陰性反応的中度は低くなる.

③陽性反応的中度と陰性反応的中度：

- 陽性反応的中度：検査陽性の者のうち疾患がある者の割合.
  陽性反応的中度＝a÷(a+c)
- 陰性反応的中度：検査陰性の者のうち疾患がない者の割合.
  陰性反応的中度＝d÷(b+d)

2. ROC曲線 (receiver operating characteristic curve, 受信者動作特性曲線)

①スクリーニング検査でカットオフ値を変化させて，X軸を偽陽性率，Y軸を感度として描いた曲線.

②複数の検査のROC曲線を比較して，同じ偽陽性率でも感度が高いほど妥当性が高いので，ROC曲線がより左上に位置する検査が優れている.

下の図では1の検査が優れている.

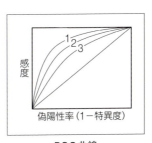

ROC曲線

3. 検査前確率と検査後確率

(1) 検査前確率

検査前に疾患があると推定される確率．集団の有病率を指す.

(2) 検査後確率

検査後に疾患があると推定される確率．陽性反応的中度を指す.

4 疾病・障害の概念

1．国際生活機能分類（ICF）
①WHOが作成した障害の分類．
②生活機能の情報を関連分野で共有できるようにして，医療・リハビリ・介護に役立てることが目的．分類項目ごとに評価点をつけて表示．
③障害とは，生活機能に困難や不自由さを生じた状態．
④健康と障害を生物・心理・社会・環境の要素を統合した生活機能の観点でとらえる．
⑤生活機能は人が生きていくための機能全体．
⑥生活機能は，心身機能，活動，参加の3要素から構成される．
・心身機能：体や精神の働き．
・活動：日常活動動作，家事，職業能力などの生活行為全般．
・参加：家庭や社会での役割．
⑦生活機能は，健康状態，環境因子，個人因子の影響を受ける．
・健康状態：疾病，けが，ストレスなど心身の状態．
・環境因子：建物・道路，杖・車椅子，食器・衣服などの物的環境，家庭・職場，医療・介護従事者などのその人を取り巻く人的環境，医療・福祉などの社会制度的環境．
・個人因子：性，年齢，価値観などの個人的属性．

> 予防医学の段階
>
> 保健・医療の取り組みが予防医学のどの段階に相当するのかは，目的や対象となる人の状態で異なる．たとえば，減塩の場合，健康な人が正常な血圧を維持するために行えば一次予防である．健康診断で血圧が高めと指摘された人がさらに血圧が上昇するのを防ぐために行えば二次予防である．脳出血を起こした人が血圧を管理して脳出血の再発を防ぐために行えば三次予防である．

5 ノーマライゼーションの考え方

障害者や高齢者などの社会的な弱者を施設に収容して隔離するのではなく,すべての人々が地域社会でともに生活し,活動することが本来の社会の姿であるという考え方.

現在の社会保障・社会福祉の基本的な考え方になっている.

セルフ・チェック

A 次の文章で正しいものに○,誤っているものに×をつけよ.

	○	×
1. スクリーニング検査は集団のなかから疾病の罹患者やその可能性がある者をふるい分ける方法である.	□	□
2. 陽性反応的中度と特異度が高いほど,スクリーニング検査の妥当性が高い.	□	□
3. 特異度が高くなるようにカットオフ値を設定すると感度が高くなる.	□	□
4. 同じ検査を実施しても有病率が高くなると陽性反応的中度は低くなる.	□	□
5. 感度は検査陽性者のうち疾患がある者の割合である.	□	□
6. ROC曲線はX軸を偽陽性率,Y軸を感度として描く.	□	□
7. 国際生活機能分類(ICF)の生活機能は心身機能,生活環境,個人の特徴から構成される.	□	□
8. ノーマライゼーションは社会保障や社会福祉の基本的考え方である.	□	□

A 1-○,2-×(感度と特異度),3-×(低くなる),4-×(高くなる),5-×(陽性反応的中度),6-○,7-×(心身機能,活動,参加),8-○

B

1. 三次予防はどれか.
   - □ ① がん検診
   - □ ② 特定保健指導
   - □ ③ 予防接種
   - □ ④ リハビリテーション
   - □ ⑤ 新生児マス・スクリーニング

2. 有病率10％の1,000人の集団で, 感度が60％, 特異度が90％のスクリーニング検査を実施した. 陽性反応的中度はどれか.
   - □ ① 20%
   - □ ② 30%
   - □ ③ 40%
   - □ ④ 50%
   - □ ⑤ 60%

B 1-④（①, ②, ⑤は二次予防, ③は一次予防）, 2-③（検査陽性で疾病がある者は1,000人×有病率0.1×感度0.6＝60人. 検査陽性で疾病がない者（偽陽性）は, 1,000人×(1－有病率0.1)×(1－特異度0.9)＝90人. 陽性反応的中度は, 60人÷(60人＋90人)×100＝40％）

3 人口統計と健康水準

A 人口静態統計

学習の目標
- [ ] 日本の人口
- [ ] 年齢区分
- [ ] 国勢調査

人口静態統計：変動する人口をある一時点でとらえ，種々の属性に分類する統計．

日本の人口

1．人口

平成28年（'16）の日本の人口（千人）

総人口	年少人口	生産年齢人口	老年人口
126,933	15,780	76,562	34,591

2．人口ピラミッド
①性別年齢別の人口を積み重ねて年齢構成を図示したもの．
②日本の人口ピラミッドは，2つのベビーブームの膨らみをもつ「つぼ型」．

3．年齢区分
人口の年齢3区分：年少人口は0～14歳，生産年齢人口は15～64歳，老年人口は65歳以上．従属人口は年少人口と老年人口の合計．
①年少人口指数＝年少人口÷生産年齢人口×100
②老年人口指数＝老年人口÷生産年齢人口×100
③従属人口指数＝（年少人口＋老年人口）÷生産年齢人口×100
④老年化指数＝老年人口÷年少人口×100
⑤年少人口割合＝年少人口÷人口×100
⑥老年人口割合＝老年人口÷人口×100

2 国勢調査

①日本の国勢調査は，5年ごとに総務省が実施．
②10月1日午前0時現在の人口を全数調査．
③調査項目は，性別，出生の年月，世帯，教育，就業，住居など．
④国勢調査の人口を人口の確定値とする．

B 人口動態統計

学習の目標
- 人口動態統計
- 出生
- 死亡
- 婚姻と離婚
- 生命表

①一定期間の人口の変動を表す．
②調査項目は，出生，死亡，死産，婚姻，離婚．
③戸籍法と死産の届出の規程に基づいた届出を受理した市区町村長が人口動態調査票を作成し，保健所，都道府県を経由して厚生労働省が集計．

1 出生，出生率，合計特殊出生率，再生産率

1．出生
（1）出生数と出生率
①出生数：一定期間に出生届を受理した件数．死産は含まれない．
②出生率：出生率（人口千対）＝出生数÷人口×1,000

2．再生産率
再生産とは人口が次の世代に置き換わることである．再生産率は将来の人口を予測する指標となる．
（1）合計特殊出生率（粗再生産率）
①1人の女性が一生の間に生む平均の子供の数を表す．
②合計特殊出生率＝（母の年齢別出生数÷その年齢の女子人口）を15〜49歳まで合計．

（2）総再生産率
①1人の女性が一生の間に生む平均の女児の数を表す．
②総再生産率＝（母の年齢別女児の出生数÷その年齢の女子人口）を15～49歳まで合計．

（3）純再生産率
①純再生産率は，生まれた女児が母親の年齢まで生存し，次の世代の母親になれる女児数を表す．
②純再生産率＝（母の年齢別女児の出生数÷その年齢の女子人口）×（生命表のその年齢の定常人口÷10万人）を15～49歳まで合計．

（4）人口置換水準
①将来の人口が親の世代と同数で，変化しない水準．
②純再生産率の人口置換水準は常に1．純再生産率が1よりも大きければ将来の人口は増加し，1より小さければ減少する．

（5）現在の再生産率
平成27年（'15）の日本の合計特殊出生率は1.45，総再生産率は0.71，純再生産率は0.70で，急激に人口が減少すると推測．

3．出生の動向
第二次世界大戦後，昭和22～24年（'47～'49）の第1次ベビーブームと昭和46～49年（'71～'74）の第2次ベビーブームで出生数は増加したが，出生数と出生率は低下傾向で，国際的にも日本の出生率は低い．

2 死亡，粗死亡率，年齢調整死亡率

1．主な死亡の指標
（1）指標としての意義
死亡率と年齢調整死亡率は，平均寿命や乳児死亡率とともに，医療の進歩，公衆衛生の水準などの集団の保健水準や衛生水準を表す．

（2）死亡数
1年間の死亡数を表す．死亡数は，人口や年齢構成の影響を受ける．

（3）死亡数の動向
第二次世界大戦後，減少してきたが，昭和55年（'80）以降は人口の高齢化により増加傾向．

（4）死亡率（粗死亡率）
①人口1,000人あたり，あるいは10万人あたりの死亡数を表す．

死亡率は，年齢構成の影響を受ける．
②粗死亡率（人口千対）＝死亡数÷人口×1,000
③第二次世界大戦後，死亡率は低下傾向にあったが，昭和58年（'83）以降は人口の高齢化により，緩やかに上昇．

(5) 年齢調整死亡率
①基準人口に年齢構成を補正して求めた死亡率．年次推移や国際比較など年齢構成が異なる集団間の比較に用いる．
②基準人口は，日本の年次推移では，「昭和60年モデル人口」，国際比較では「世界標準人口」を用いる．
③第二次世界大戦後は低下傾向．

2．死因
(1) 死因
悪性新生物，心疾患，脳血管疾患，肺炎は死因の上位を占める主要4死因．昭和50年（'75）以降は主要4死因が上位4位を占め，全死因の60%以上を占める．

(2) 死因の動向
死因の1位は，明治から昭和の初期には肺炎・気管支炎あるいは胃腸炎．昭和10～25年（'35～'50）は全結核．昭和26～55年（'51～'80）までは脳血管疾患．昭和56年（'81）以降は悪性新生物．

3．性・年齢別の死亡
(1) 性別死亡率
昭和58年（'83）以降，すべての年齢で男性は女性より死亡率が高い．

(2) 年齢別死亡率
乳児期は死亡率が高いが，年齢とともに低下して10～14歳で最も低率になる．40歳以降は加齢とともに死亡率は上昇．

(3) PMI（PMRともいう）
①50歳以上の者の死亡が，全死亡に占める割合（%）を表す．衛生水準の指標として利用される．
②PMI（%）＝（50歳以上の死者数÷全死者数）×100
③近年は全死亡に占める65歳以上の割合で示されることが多い．

(4) 年齢と死因
平成27年（'15）の各年齢の死因の1位は，乳児は先天奇形・変形及び染色体異常，1～4歳は先天奇形・変形及び染色体異常，5～14歳は悪性新生物，15～39歳は自殺，40～89歳は悪性新生物，90～94歳は心疾患，95歳以上は老衰．

婚姻，離婚

さまざまな社会的因子の影響を受ける一方で，出生や世帯の形態に大きな影響を与える．

1．婚姻
第1次ベビーブーム世代が結婚適齢期であった昭和44〜49年（'69〜'74）以降は減少傾向．

2．離婚
平成14年（'02）以降は減少傾向．離婚までの同居期間は5年未満が33.6%，15年以上29.9%で，15年以上の割合が増加．

平均余命と平均寿命，生命表

1．生命表

（1）生命表とは
生命表は，ある集団の死亡状況が現在の状態で変化しないと仮定して，ある時点で同時に生まれ，死亡していくなかで，各年齢の人口や残されている生存時間などを生命関数で求めたもの．

（2）平均余命
ある年齢に達した人のその後の生存年数の期待値．

（3）平均寿命
誕生時（0歳）における平均余命．

（4）生命表の種類
完全生命表と簡易生命表がある．
① 完全生命表：人口動態統計（確定数）の年齢別性別の死亡数と国勢調査による人口に基づき，5年ごとに国勢調査年に作成．
② 簡易生命表：人口動態統計（概数）による年齢別性別の死亡数と推計人口を用いて毎年作成．完全生命表を作成しない年次を補う．

2．統計指標としての特徴
① 生命表は，実際の年齢構造の影響を受けない．
② 年齢構造の異なる集団間の死亡状況の比較や経時的な変化の観察に有効．
③ 平均寿命は，全年齢の死亡状況を総括する総合的な保健水準の指標．

3. 平均寿命の年次推移
①平成28年('16)の平均寿命は，男性で80.98年，女性で87.14年で上昇傾向．
②男女とも世界トップクラスの水準．

C 疾病・障害統計

学習の目標
- [ ] 国民生活基礎調査
- [ ] 有訴者率
- [ ] 通院者率
- [ ] 患者調査
- [ ] 受療率
- [ ] 平均在院日数
- [ ] 推計患者数

1 国民生活基礎調査，有訴者率

1．国民生活基礎調査
(1) 調査の概要
①世帯を対象に保健，医療，年金，福祉，所得などの国民生活の基礎的事項を調査．厚生労働行政の基礎資料となる．
②調査対象は，全国から層化無作為抽出法により抽出．3年ごとの大規模調査と中間の年に小規模調査を実施．

2．有訴者率
①人口1,000人あたりの病気やけがなどで自覚症状のある者を表す．
②平成28年('16)は，有訴者率は男性が女性より低い．年齢別では10〜19歳が最も低く，20歳以上では年齢が高くなるにしたがって高率になる．

3．通院者率
①人口1,000人あたりの傷病で通院している者を表す．
②平成28年('16)の通院者率は390.2（人口千対）．男性が372.5，女性が406.6．年齢別では10〜19歳が最も低く，20歳以上では年齢が高くなるにしたがって高率になる．

4．介護の状況
①介護保険法の要支援または要介護と認定された者がいる世帯は，

核家族世帯が37.9%で最も多い．
②要支援または要介護となった原因は，認知症が最も多い．

2 患者調査，受療率

1．患者調査
①医療機関を利用する患者の性別，生年月日，住所，入院・外来の種別，傷病名，入院期間，退院の事由などを調査．
②調査対象は，病院の入院患者は二次医療圏別に，病院の外来と診療所の患者は都道府県別に，層化無作為抽出法により抽出．
③調査は，3年に1度．入院患者と外来患者は，10月中旬の3日間のうち医療施設ごとに定める1日．退院患者は，9月1日～30日までの1カ月間．

2．受療率
①人口10万人あたりの推計患者数を表す．推計患者数は，調査日に医療機関で受療した患者の推計．
②受療率（人口10万対）＝推計患者数÷推計人口×100,000

3．受療状況〔平成26年('14)〕
①推計患者数：入院が132万人，外来が724万人．
②受療率（人口10万対）：
・全体では入院が1,038，外来が5,696．
・性別：入院，外来とも女性が高い．
・年齢階級別：入院，外来とも高齢者で高い．
・傷病分類別：入院では精神及び行動の障害，個別の疾患では統合失調症が高い．
　外来では，消化器系の疾患，個別の疾患では高血圧性疾患が高い．

4．退院患者の平均在院日数〔平成26年('14)〕
①平均在院日数：31.9日．
②年齢階級別：年齢が上がるにしたがって長くなる．
③傷病分類別：精神及び行動の障害，個別の疾患では統合失調症が最も長い．

5．総患者数〔平成26年('14)〕
主な疾患の総患者数は，悪性新生物が162.6万人，糖尿病が316.6万人，高脂血症が206.2万人，高血圧性疾患が1010.8万人，心疾患が172.9万人，脳血管疾患が117.9万人．

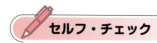

セルフ・チェック

A　次の文章で正しいものに○，誤っているものに×をつけよ．

	○	×
1. 生産年齢人口は15〜64歳である．	□	□
2. 国勢調査は5年ごとに厚生労働省が実施する．	□	□
3. 人口動態調査は厚生労働省が集計する．	□	□
4. 純再生産率は1人の女性が一生の間に生む平均の子供の数を表す．	□	□
5. 死亡率は集団の保健水準や衛生水準の指標となる．	□	□
6. 日本の死亡率は緩やかな低下傾向にある．	□	□
7. 平均寿命はある年齢に達した人のその後の生存年数の期待値である．	□	□
8. 生命表は，実際の年齢構造の影響を受ける．	□	□
9. 有訴者率は患者調査で調査する．	□	□
10. 通院者率は男性より女性が低い．	□	□

B

1. 患者調査で正しいのはどれか．
   - □ ① 調査は毎年実施する．
   - □ ② 患者本人に調査票の記入を依頼する．
   - □ ③ 女性の受療率は男性より低い．
   - □ ④ 調査項目に退院患者の平均在院日数がある．
   - □ ⑤ 総患者数はがんが最も多い．

A　1-○，2-×（総務省），3-○，4-×（合計特殊出生率），5-○，6-×（上昇傾向），7-×（平均余命），8-×（受けない），9-×（国民生活基礎調査），10-×（高い）

B　1-④（①3年ごと，②医療機関に依頼，③高い，⑤高血圧性疾患）

4 疫学

A 疫学の考え方

学習の目標
- □ 疫学
- □ バイアス
- □ 交絡因子
- □ 因果関係

公衆衛生と疫学

1．疫学とは（Lastの定義）
健康に関連する状態や事象の集団中の分布や決定要因を研究し，かつ，その研究成果を健康問題の予防やコントロールのために適用する学問．

2．公衆衛生と疫学
疫学は現状を把握し，関連する要因を究明して公衆衛生を進めるうえで必要な対策を樹立するための手段である．

リスクとリスクファクター

1．リスク
疾病の罹患や死亡する確率など，ある事象が発生する確率．

2．リスクファクター
疾病など健康関連の事象とかかわりがある因子．または，疾病などが発生する確率を上昇させる因子．原因因子である必要はない．

妥当性
測定値や研究結果が真実を反映している程度．研究デザインや測定法が影響する．

1．内的妥当性
研究結果が研究対象となった集団で正しい度合い．研究結果が真の値に近いほど内的妥当性が高い．

2. 外的妥当性

研究結果が研究対象となった集団以外にも適用できる度合い．ある集団で得られた結果が他の集団に適用できたり，他の集団での研究結果と一致する場合，外的妥当性が高い．

4 エラー，バイアス，交絡因子

1. エラー（誤差）

エラーは，偽りまたは誤った測定結果である．測定では2種類のエラーを生じる可能性がある．

① 偶然誤差：測定に関連する因子と無関係に，偶然に発生する方向性がないエラー．

② 系統誤差：データの測定や収集方法が不適切なために，系統的な一定の方向性をもつエラー．

2. バイアス（偏り）

バイアスは系統誤差である．一定の方向に偏った研究結果を生じる．

① 選択バイアス：研究の対象者を決める時点で生じるバイアス．研究の実施場所，対象者の集め方，対象者の研究参加後の脱落などで起こる．

② 情報バイアス：要因への曝露量や疾病の頻度を測定する際，情報の扱いや測定法が不適切な場合に起こる．

3. 交絡因子

要因と疾病発生の関連を調査する際に，調査要因と疾病の両方に関連しているが要因と疾病をつなぐ中間因子ではない因子．この因子が調査対象の集団によって偏って存在していると，誤った結果を導く．

5 疫学と因果関係，Hillの基準

1. 疫学と因果関係

因果関係は，原因によって結果が引き起こされる関係．疾病に関連する要因であるかどうかの判断基準となる．

2. Hillの基準

疫学で因果関係を判定する基準として用いられる．次の①～⑤を満たすことが，因果関係の基準として一般によく用いられる．

① 一致性：研究の方法，場所，条件，時間，集団が異なっても，同

じ結果が繰り返し得られる．
②強固性：関連の強さ，相対危険度などのリスクが大きい．
③特異性：ある要因が特定の疾病の発生に特異的にかかわっている．
④関連の時間性：要因曝露が常に疾病に先行する．
⑤整合性：既存の理論や知識と矛盾しない．
⑥生物学的勾配：要因曝露の増加に伴って疾病のリスクが増加する量反応関係や特定の関係がある．
⑦生物学的妥当性：要因と疾病の関連を生物学的に説明できる．
⑧実験：実験で再現でき，要因曝露の条件を変えることで疾病発生の状況を変えることができる．
⑨類似性：他の疾患と疫学像や臨床像が類似する．

B 疫学指標，疫学調査法

学習の目標
- □ 記述疫学
- □ 分析疫学
- □ 生態学的研究
- □ 縦断研究
- □ 横断研究
- □ コホート研究
- □ 症例対照研究
- □ ランダム化比較対照試験
- □ 相対危険度
- □ 寄与危険度
- □ オッズ比
- □ エビデンスのレベル

1 記述疫学，分析疫学

1．記述疫学
(1) 目的
　疾病の発生をヒトの属性，時間，場所の観点から観察し，疾病発生にかかわる要因について疫学的仮説を設定する．
(2) 方法
　発症時期，性別，年齢，職業，居住地，生活習慣などの患者の情報を収集する．集団の有病率，罹患率，死亡率などを求め，疾病の頻度と分布を明らかにする．疾病の発生特性を把握して，関連する要因について仮説を立てる．

2. 分析疫学
(1) 目的
記述疫学で設定した疫学的仮説を検証し，容疑要因を確認する．
(2) 方法
生態学的研究，横断研究，コホート研究，症例（患者）対照研究など．

2 縦断研究と横断研究，罹患率と有病率

1．時間軸による疫学研究の分類
観察研究は，ありのままの個人や集団を観察する研究法である．調査の回数や時間の方向で分類される．
(1) 調査の回数
①横断研究：ある1時点で対象者を観察する研究．生態学的研究，横断研究．
②縦断研究：2回以上繰り返して，対象者を観察する研究．コホート研究．
(2) 時間の方向
①前向き研究：未来に向かって調査する．コホート研究．
②後向き研究：過去にさかのぼって調査する．症例対照研究．

2．生態学的研究
(1) 目的
集団を対象に要因曝露と疾病頻度を調査し，要因と疾病の関係の強さを確認する．
(2) 方法
①地域相関研究：複数の集団を対象に要因曝露と疾病頻度をある1時点で同時に調査し，比較する方法．集団の要因の曝露量と有病率などから相関係数などで要因と疾病の関係の強さを探る．因果関係は証明できない．
②時系列研究：1つの集団で，時間の推移による要因曝露と疾病頻度の関係を比較する．

3．横断研究
生態学的研究と対比してこの名称を用いる場合には，個人を対象に要因曝露と疾病発生をある1時点で同時に調査する方法を指す．

4．罹患率

調査期間内に集団で新たに発生した罹患者の割合．

罹患率＝期間内の新発生患者数÷罹患者を除外した期間内の人口

5．有病率（時点有病率）

集団におけるある時点の疾病に罹患している者の割合．

有病率＝ある時点の患者数÷ある時点の人口

3 コホート研究，症例対照研究

1．コホート研究

（1）観察対象者

研究開始時点で観察疾病に罹患していない自然状態で生活する者．

（2）観察方法

要因曝露の程度で対象者を群分けして，対象者の疾病発生や要因曝露量を定期的に追跡調査．

（3）分析方法

群ごとに罹患率や死亡率を求めて疾病発生を比較する．相対危険度，寄与危険度，寄与危険度割合で評価．

（4）研究の種類

①前向きコホート研究：現在の要因曝露の程度で群分けして研究を開始し，追跡して未来の疾病発生を比較する．

②後向きコホート研究：過去にさかのぼって要因曝露の程度で群分けして，現在や未来の疾病発生を比較する．

2．症例対照研究

（1）観察対象者

①観察疾患の患者と患者ではない対照者．対照者の選択には患者と同じ病院の他の疾患の患者（病院対照），地域の一般住民（健康者対照）などがある．

②1患者と性や年齢などを一致させて1対照者を選ぶペアマッチングや，患者群と対照群の性や年齢構成などを群全体で同じにする非ペアマッチングを行い，両群の属性をそろえる必要がある．

（2）観察方法

患者群と対照群で過去にさかのぼって要因曝露量を調査．

（3）分析方法

患者群と対照群のオッズ比を求める．

3．コホート研究と症例対照研究の比較

	コホート研究	症例対照研究
要因と疾病の時間的順序	明確	バイアスが起こりやすい
観察期間	長い	短い
対象者数	多い	少ない
労力・費用	大きい	小さい
まれな疾患の研究	困難	可能
複数の疾患の研究	可能	不可能
複数の要因の研究	可能	可能
罹患率の算出	可能	不可能
相対危険度	可能	まれな疾患はオッズ比で近似できる
寄与危険度	可能	不可能

4 介入研究

1．ランダム化比較対照試験（RCT）

観察対象者の要因への曝露量を人為的に管理して，疾病発生を追跡する介入研究の一つ．倫理面での配慮が必要である．

（1）対象者

志願者を募り，要因を曝露する介入群と曝露しない対照群に無作為に割り付ける．

（2）観察方法

介入群と対照群の疾病発生を追跡．

（3）分析方法

介入群と対照群の罹患率や死亡率を求めて疾病発生を比較する．相対危険度，寄与危険度，寄与危険度割合で評価．

2．介入研究の種類

対象者が患者で治療成績を確認する臨床試験，対象者が健康な者で疾病の予防効果を確認する野外試験，介入の対象が地域・学校・職域などの集団単位である地域試験がある．

3．バイアスの制御

観察対象者に所属する群を知らせない単純盲検法や，観察対象者と判定者の両方に，観察対象者が所属する群を知らせない二重盲検法を採用する．

5 相対危険度，寄与危険度

コホート研究や介入研究のリスクの評価方法．

1．相対危険度
（1）算出方法
要因曝露群と対照群の罹患率や死亡率の比．

相対危険度＝要因曝露群の罹患率÷対照群の罹患率

（2）評価
①要因と疾病の関連の強さを表す．
②値が1より高い場合，その要因は危険因子．1より低いと予防因子．

2．寄与危険度
（1）算出方法
要因曝露群と対照群の罹患率や死亡率の差．

寄与危険度＝要因曝露群の罹患率－対照群の罹患率

（2）評価
①要因への曝露によって増加した疾病の量を表す．
②値が高いほど，集団の疾病発生に与える要因の影響が大きい．

3．寄与危険度割合
（1）算出方法
曝露群で発生した疾病に占める要因によって発生した割合．

寄与危険度割合＝寄与危険度÷曝露群の罹患率

（2）評価
①値が高いほど，要因によって発生した疾病の割合が高い．
②要因を除去した場合の効果を判定できる．

6 オッズ比

主に症例対照研究のリスクの評価に用いる．

1．オッズ
症例対照研究でのオッズは，要因曝露がない者に対する要因曝露がある者の比．患者群と対照群でそれぞれオッズが求められる．

オッズ＝要因曝露がある人数÷要因曝露がない人数

2．オッズ比
（1）算出方法
対照群のオッズに対する患者群のオッズの比．

オッズ比＝患者群のオッズ÷対照群のオッズ

(2) 評価

①値が高いほど，要因と疾病の関連が強い．
②値が1より高い場合，その要因は危険因子．1より低いと予防因子．

エビデンスのレベル

1．エビデンス（根拠）とは

①エビデンスとは，研究結果や科学的知識を指す．
②エビデンスの信頼性には，研究デザインが関与する．

水準	エビデンスの種類
Ⅰa	ランダム化比較対照試験のメタアナリシスから得た根拠
Ⅰb	少なくとも1つのランダム化比較対照試験から得た根拠
Ⅱa	少なくとも1つのランダム化していないがよい比較対照試験から得た根拠
Ⅱb	少なくとも1つのよくデザインされたその他の準実験的研究（調査研究や文献研究）から得た根拠
Ⅲ	横断研究，コホート研究，症例対照研究，生態学的研究といったよくデザインされた非実験的記述研究から得た根拠
Ⅳ	専門委員会，代表的権威者の意見や臨床経験から得た根拠

最もエビデンスレベルが高いのはⅠa．

③系統的レビュー：あらかじめ決めた基準と方法に従って，テーマに関連する論文を収集し，研究の質を批判的に吟味して統合し，結論を導く手法．

④メタアナリシス：系統的レビューで得た複数の研究結果を統計学的に統合して評価する手法．相対危険度やオッズ比，95％信頼区間などで示される．

相対危険度と寄与危険度

喫煙と肺がんに関するコホート研究の結果，肺がん罹患率が喫煙群で10（人口千対），非喫煙群で2（人口千対）の場合，相対危険度は5で，喫煙群の肺がん発生は非喫煙群に比べて5倍多い．寄与危険度は8（人口千対）で，喫煙群で発生した肺がんのうち，喫煙が関与していると考えられるのは8（人口千対）である．喫煙者群で発生した肺がんに，喫煙が必ずかかわっているとはかぎらない．

セルフ・チェック

A 次の文章で正しいものに○，誤っているものに×をつけよ．

	○	×
1. 疾病が発生する確率を上昇させる因子はリスクファクターである．	□	□
2. 疫学の研究結果が真の値に近いほど外的妥当性が高い．	□	□
3. 疫学の研究結果が他の集団の結果と一致する場合，内的妥当性が高い．	□	□
4. 偶然誤差は不適切な測定や収集方法で起こる一定の方向性をもつエラーである．	□	□
5. 有病者対象の調査で回復者や死亡者が調査対象に入らないのは選択バイアスである．	□	□
6. 交絡因子は要因と疾病をつなぐ中間因子である．	□	□
7. 相関関係は原因が結果を引き起こす関係である．	□	□
8. 因果関係の判定ではリスクが大きいほど特異性が高い．	□	□
9. 記述疫学はヒトの属性，時間，場所の観点から観察する．	□	□
10. 分析疫学は疫学的仮説の設定を目的とする．	□	□
11. 横断研究はある1時点で対象者を観察する研究である．	□	□
12. 後向き研究に介入研究がある．	□	□
13. 地域相関研究は個人を対象とした生態学的研究である．	□	□
14. 罹患率は集団におけるある時点の疾病の罹患者の割合である．	□	□
15. コホート研究は要因曝露の程度で観察対象を群分けして疾病発生や要因曝露量を定期的に追跡調査する．	□	□
16. 症例対照研究はオッズ比で結果を分析できる．	□	□
17. ランダム化比較対照試験は介入研究の一つである．	□	□
18. 単純盲検法では観察対象者に所属する群を通知しない．	□	□

A 1-○，2-×（内的妥当性），3-×（外的妥当性），4-×（系統誤差），5-○，6-×（中間因子ではない因子），7-×（因果関係），8-×（強固性が高い），9-○，10-×（記述疫学），11-○，12-×（症例対照研究），13-×（複数の集団を対象），14-×（有病率），15-○，16-○，17-○，18-○

19. 相対危険度は要因曝露群と対照群の罹患率や死亡率の差である．
20. 相対危険度が1より統計学的に有意に低ければ，その要因は危険因子である．
21. エビデンスは研究結果や科学的知識を指す．
22. リスクアナリシスは系統的レビューで得た複数の研究結果を統計学的に統合して評価する．

B

1．症例対照研究と比較したコホート研究の特徴はどれか．
 - ① 費用や労力が小さい．
 - ② 疾病発生の有無を追跡する．
 - ③ 寄与危険度は計算できない．
 - ④ まれな疾患の研究に有効である．
 - ⑤ 複数の疾患を同時に調査できない．

2．エビデンスレベルが最も高い疫学研究方法はどれか．
 - ① 横断研究
 - ② コホート研究
 - ③ 症例対照研究
 - ④ 生態学的研究
 - ⑤ ランダム化比較対照試験

A 19-×（寄与危険度），20-×（1より有意に高ければ危険因子，低ければ予防因子），21-〇，22-×（メタアナリシス）
B 1-②（①大きい，③計算できる，④調査困難である，⑤調査できる），2-⑤（⑤はエビデンスレベルⅠb，他はⅢ）

5 環境と健康

A 地球環境

学習の目標
- [ ] 地球環境問題
- [ ] 地球温暖化
- [ ] オゾン層破壊
- [ ] 酸性雨

地球環境問題

1．地球環境問題

地球温暖化，オゾン層破壊，酸性雨，熱帯林減少，砂漠化，発展途上国の公害，野生生物種の減少，海洋汚染，有害廃棄物の越境移動．

2．環境と開発に関する国際連合会議〔UNCED：地球サミット，平成4年('92)〕

環境と開発に関するリオ宣言と行動計画であるアジェンダ21を採択．気候変動枠組条約と生物多様性条約の署名．

地球温暖化

①原因：化石燃料燃焼と森林伐採に伴う CO_2 の増加による気温の上昇．温室効果ガスに，CO_2，フロン，メタン，亜酸化窒素がある．
②影響：海水面上昇，干ばつ，風水害，熱帯感染症拡大．
③対策：先進国の温室効果ガス排出削減目標を定めた京都議定書（1997年議決），気温上昇を2℃未満に保つパリ協定（2015年議決）．

オゾン層破壊

①原因：フロン，ハロン，臭化メチルによるオゾン層の破壊．
②影響：地表の紫外線が増加し，皮膚がんや白内障の増加，生態系への影響．
③対策：オゾン層保護の国際協力に関するウィーン条約（1985年），オゾン層破壊物質の生産・消費削減を定めたモントリオール議定

書(1987年).

4 酸性雨
①原因:大気の硫黄酸化物や窒素酸化物によるpH5.6以下の雨.
②影響:生態系への影響,建造物の破壊.
③対策:国連欧州経済委員会の長距離越境大気汚染条約(1979年),東アジア酸性雨モニタリングネットワーク(2001年).

B 生活環境

学習の目標
- □ 空気の組成
- □ 温熱環境
- □ 上水道
- □ 下水道
- □ 廃棄物
- □ 悪臭
- □ 環境たばこ煙

1 空気環境

1.空気の組成

成分	体積百分比	重量百分比
窒素	78.1	75.51
酸素	20.93	23.01
二酸化炭素	0.03	0.04
アルゴン	0.94	1.29
その他	微量	微量

(1) 酸素
酸素欠乏症は酸素濃度が16%からみられ,10%以下では死の危険.

(2) 二酸化炭素
①10%以上で血圧上昇,振戦,1分で意識消失が起こる.
②二酸化炭素濃度は「室内空気の汚染の指標」で,恕限度(人の健康に悪影響を及ぼさない上限の値)は0.07〜0.1%(1,000ppm).

２．空気への異常成分の混入
（1）一酸化炭素
　①室内での発生は，石油ストーブなどの暖房や炊事用燃料の不完全燃焼による．室外では自動車の排出ガスなど．
　②酸素とヘモグロビンの結合を阻害し，酸欠を起こす．
　③産業衛生における許容濃度は50 ppm以下．
（2）じん埃（浮遊粉じん）
　粒径が2 μm以下の粉じんは肺胞まで到達しやすい．

３．温熱環境
（1）人が感じる温度にかかわる因子
　①環境条件：気温，湿度，気流，輻射熱．
　②人的条件：身体活動量，着衣量，年齢，健康状態．
（2）感覚温度（実効温度，等感温度）
　乾球温度，湿球温度，気流を測定し，ヤグローの図表から求める．約17～22℃が快適帯．
（3）不快指数
　①気温と湿度から算出．気流や日射を考慮しない．
　②65～70で快い，70～75で暑くない，75～80でやや暑い，80～85で暑くて汗が出る，85以上で暑くてたまらない．
（4）湿球黒球温度（WBGT，暑さ指数）
　①気温，湿度，輻射熱の組み合わせで，熱中症予防対策に使用．
　②WBGTが21℃以上で注意（積極的な水分補給），25℃以上で警戒（積極的な休憩），28℃以上で厳重警戒（激しい運動中止），31℃以上で運動は原則中止．
（5）測定器
　①アウグスト乾湿計：気温と湿度の測定．
　②アスマン通風温度計：気温と湿度の測定．気流の影響を受けない．
　③カタ寒暖計：微風速の測定．
　④黒球温度計：輻射熱の測定．

４．採光，照明
　窓による採光能率は昼光率で判定し，昼光率は最低2～3％必要．入射角は20度以上，開角は4～5度以上必要．

５．建築物における衛生的環境の確保に関する法律
（1）対象
　①多数の人が利用する大規模施設の施設管理者に遵守の義務．

②延床面積3,000m² 以上の興行場，集会場，遊技場，店舗，事務所，旅館など，8,000m² 以上の学校．

(2) 空気環境管理基準
①浮遊粉じん量：0.15mg/m³ 以下．
②一酸化炭素の含有率：10ppm 以下．
③二酸化炭素の含有率：1,000ppm 以下．
④温度：17℃以上，28℃以下．
⑤相対湿度：40％以上，70％以下．
⑥気流：0.5m/秒以下．
⑦ホルムアルデヒド：0.1mg/m³ 秒以下．

上水

1．水道普及率
平成27年（'15）の水道普及率は97.9％．

2．水道施設と浄水法
(1) 水道の種類
①上水道：給水人口が5,001人以上．
②簡易水道：給水人口が101人以上5,000人以下．
③専用水道：101人以上または1日最大給水量が20m³の自家用．
④簡易専用水道：ビルやマンションなどの10m³を超える受水槽と給水施設．

(2) 上水道の水源
地表水（河川，湖沼，貯水池），地下水（井戸，湧泉），伏流水がある．年間取水量の約70％が地表水．

 温度と風速の測定

アウグスト乾湿計は，棒状温度計と球部を湿った布でおおった湿球棒状温度計からなる．アスマン通風乾湿計は，アウグスト乾湿計をカバーでおおい，ファンで気流を一定に保って，輻射熱や気流の影響を受けないようにしたものである．黒球温度計は，黒色で中空の球（銅製）に棒状温度計を中心に設置したものである．カタ寒暖計は，気流の冷却力によって温度が低下する時間を測り，風速に換算する．熱線風速計は，金属の電気抵抗が温度で変化することを利用している．

(3) 浄水法
沈殿, 濾過, 消毒の過程を経る. 主流の方式は, 薬品沈殿と急速濾過.

①沈殿：沈殿法には, 普通沈殿と薬品沈殿がある.
- 普通沈殿法：水の流速を緩やかにして浮遊物を沈下させる.
- 薬品沈殿法：凝集剤として硫酸アルミニウム（硫酸バンド）やポリ塩化アルミニウム（PAC）を加えてフロック（凝集塊）を形成させて沈殿させる.

②濾過法：
- 緩速濾過法：通過させる砂層表面に形成される微生物による濾過膜を利用して濾過する. 細菌の除去率が高い.
- 急速濾過法：薬品沈殿処理した上澄液を砂層に通過させ, フロックでできた人工的濾過膜で濾過する. 短時間で大量の濾過ができる.

③塩素消毒：一般には塩素消毒法が行われる.
$Cl_2 + H_2O \rightleftarrows HCl + HOCl$（次亜塩素酸）
$HOCl \rightleftarrows H^+ + OCl^-$（次亜塩素酸イオン）

④残留塩素：給水栓（蛇口）の水に残留している塩素. 浄水場から給水栓まで消毒効果が維持されている目安.
- 遊離残留塩素：HOClとOCl$^-$. 殺菌力が強い.
- 結合残留塩素：モノクロラミン（NH_2Cl）やジクロラミン（$NHCl_2$）. 殺菌力は遊離残留塩素より弱い.

水道法施行規則では0.1ppm以上の遊離残留塩素または0.4ppm以上の結合残留塩素を保持するよう規定.

3. 水質基準
(1) 水質基準
①水道法第4条に基づく省令で規定. 検査する義務があり, 水道水が適合しなければならない基準.
②一般細菌は100cfu/mL以下, 大腸菌は検出されないこと. その他水銀などの基準がある.

(2) 水質管理目標設定項目
水質管理上留意すべき項目で水質基準に準じた検査を要請.

(3) 要検討項目
毒性評価が定まらない物質や検出実態が明らかでない項目で, 情報や知見の収集に努める項目.

下水

1．下水
①下水道法では，生活や事業に起因または付随する廃水と雨水を指す．
②下水道処理人口普及率は78.3％〔平成28年('16)〕で年々上昇．

2．下水処理
有機物に富む下水の代表的な処理方式に，沈殿法（簡易処理），高速散水濾床法（中級処理），活性汚泥法（高級処理）がある．

(1) 下水道終末処理場における下水の処理
①予備処理：下水中の大きな浮遊物質やじん芥のスクリーンでの機械的除去．油脂分の除去．土砂の沈殿．沈殿には自然沈殿させる普通沈殿法と凝集剤を使用する薬品沈殿法がある．
②本処理：沈殿槽からの上澄汚水を酸化分解する．
- 散水濾床法：好気性微生物を増殖させた濾床に汚水を散布して，主に生物化学的に有機物を分解．
- 活性汚泥法：好気性微生物を繁殖させた活性汚泥を下水に加えて曝気攪拌し，生物学的に有機物を分解．
③消毒と放流：塩素消毒し，下水道法施行令の水質基準に適合させて放流．

3．下水試験
(1) BOD（生物化学的酸素要求量，biochemical oxygen demand）
下水中の種々の好気性微生物により，下水中の分解可能な有機物が分解酸化されて最終酸化物になる際に消費される酸素の量．

(2) COD（化学的酸素要求量，chemical oxygen demand）
下水中の有機物や一部の無機物が，化学的酸化剤の過マンガン酸カリウムや重クロム酸カリウムで分解される際に消費される酸素の量．

(3) DO（溶存酸素，dissolved oxygen）
水に溶解している酸素の量．汚染度の高い水では溶存酸素量は低い．水温によって変化する．

(4) SS（浮遊物質量，suspended solid）
粒径2mm以下の不溶性の懸濁物質．

4 廃棄物

1. 廃棄物の処理及び清掃に関する法律（廃棄物処理法）
①廃棄物の処理体系を整備し、環境保全と公衆衛生を向上させることが目的．
②廃棄物を一般廃棄物と産業廃棄物に区分．
③一般廃棄物は市区町村、産業廃棄物は事業者に処理責任．
④廃棄物の発生抑制，リサイクルの推進，排出事業者責任の強化，不適正処理に対する対策．

2. 循環型社会形成推進基本法〔平成12年（'00）〕
循環型社会を形成するための基本的な考え方や国などの責務を規定．関連法に，容器包装に係る分別収集及び再商品化の促進等に関する法律〔容器包装リサイクル法，平成7年（'95）〕などがある．

3. 一般廃棄物〔平成26年（'14）〕
①市区町村が計画収集している区域人口は、総人口の99％以上．
②1人1日あたりの排出量は963gで、この10年は減少傾向．
③処理方法は、直接資源化が5％、中間処理が14％、直接焼却が80％、直接最終処分が1％．リサイクル率は20％で横ばい傾向．

4. し尿〔平成26年（'14）〕
①総人口の94％が水洗トイレを使用．浄化槽処理が総人口の21％，下水道処理が73％．
②くみ取り式トイレのし尿の99％が計画収集されている．

5. 産業廃棄物〔平成26年（'14）〕
①産業廃棄物には、事業活動で排出される燃え殻，汚泥，廃油，廃酸，廃アルカリ，廃プラスチックなど合計20種類がある．
②排出量は、汚泥，動物の糞尿，がれき類の順に多い．
③処理方法は、直接再生利用が20％、中間処理が78％、直接最終処分が2％．直接資源化量と中間処理後の再生利用量を合わせたリサイクル率は55％．
④産業廃棄物の処理には、事業者の自己処理，産業廃棄物処理業者への委託，廃棄物処理センターでの処理がある．産業廃棄物管理票を用いたマニフェスト制度で処理を確認．

6. 特別管理廃棄物
爆発性，毒性，感染性などがある廃棄物は，特別管理一般廃棄物や特別管理産業廃棄物として適正処理のための厳しい規制がある．

悪臭

1．悪臭
低濃度の気体状物質で，人に不快感や嫌悪感を与えるもの．

2．悪臭の苦情件数〔平成27年（'15）〕
①悪臭の苦情件数は12,959件で減少傾向．
②発生源別では野外焼却が25.8％，サービス業・その他が16.2％，個人住宅・アパート・寮が12.0％の順．

3．悪臭の規制
①悪臭防止法で事業活動による悪臭を規制．
②都道府県知事は規制地域を指定し，特定悪臭物質や臭気指数の規制基準を定める．
③市区町村長は規制地域で測定し，規制基準に適合せず生活環境が損なわれている場合に改善勧告や改善命令を行う．

 ## 環境たばこ煙と受動喫煙

1．環境たばこ煙（ETS）
主流煙は喫煙者が吸い込むたばこ煙（一次喫煙）．副流煙はたばこの先端から立ち上るたばこ煙（紫煙）．環境たばこ煙は，喫煙者が吐き出した呼出煙と副流煙を合わせたもの．

2．受動喫煙（二次喫煙）
環境たばこ煙を吸い込むことで，眼や喉の痛み，咳，肺がん，副鼻腔がん，虚血性心疾患のリスクとなる．小児の乳幼児突然死症候群（SIDS），中耳炎，気管支喘息の発病と悪化，慢性呼吸器症状のリスク，胎児の自然流産，低出生体重児のリスクとなる．

3．三次喫煙（残留受動喫煙）
環境に残留する喫煙由来の有害物質を吸入すること．

セルフ・チェック

A 次の文章で正しいものに○，誤っているものに×をつけよ．

	○	×
1. 空気の組成は酸素が最も多い．	□	□
2. 二酸化炭素の恕限度は0.1%である．	□	□
3. 感覚温度は気温，湿度，輻射熱の組み合わせで求める．	□	□
4. カタ寒暖計は微風速の測定に用いる．	□	□
5. 遊離残留塩素は結合残留塩素より殺菌力が強い．	□	□
6. 水道法の水質基準で一般細菌は検出されてはならないと規定されている．	□	□
7. 活性汚泥法は嫌気性微生物の働きを利用する．	□	□
8. BODが高い水は有機物が多い．	□	□
9. DOは有機物で汚染された水では低い．	□	□
10. 産業廃棄物は市区町村に処理義務がある．	□	□
11. 近年，産業廃棄物の排出量は家畜の糞尿が最も多い．	□	□
12. 受動喫煙は小児の乳幼児突然死症候群（SIDS）のリスクになる．	□	□

B

1．地球環境問題で正しい組合せはどれか．
- □ ① 酸性雨 ──────── 一酸化炭素
- □ ② 砂漠化 ──────── 紫外線
- □ ③ 温暖化 ──────── 浮遊粒子状物質
- □ ④ 大気汚染 ─────── 二酸化硫黄
- □ ⑤ オゾン層破壊 ───── ダイオキシン

A 1-×（窒素が78％，酸素が21％），2-○，3-×（この組み合わせで求められるのは湿球黒球温度），4-○，5-○，6-×（大腸菌），7-×（好気性微生物），8-○，9-○，10-×（一般廃棄物），11-×（汚泥），12-○
B 1-④（④大気汚染は二酸化硫黄，一酸化炭素，浮遊粒子状物質，二酸化窒素，光化学オキシダントなどによる（5章のE-8参照）．①酸性雨は窒素酸化物，硫黄酸化物による．②砂漠化は家畜の過放牧や薪炭材の過剰採取が主因．③温暖化の主因は二酸化炭素，フロン，メタン，亜酸化窒素．⑤オゾン層破壊の主因はフロン）

C 生物環境

学習の目標
- □ 感染の成立
- □ 新興感染症
- □ 再興感染症
- □ 検疫感染症
- □ 結核
- □ 医療関連感染
- □ 感染予防
- □ 感染症法
- □ 予防接種
- □ 感染症流行予測調査事業
- □ 感染症発生動向調査事業

1 感染の成立要因（感染源，感染経路，感受性）

①感染は，病原体が宿主に侵入し，定着・増殖すること．
②感染の成立には，感染源，感染経路，感受性の3要因が関与．

 感染源

1．人間
(1) 患者
感染して症状を示す者．大量の病原体を排出し，重要な感染源．
(2) 保菌者（キャリア）
病原体を保有するが，症状を示していない者．
①潜伏期保菌者：潜伏期（発症前）に病原体を排出する者．ジフテリア，侵襲性髄膜炎菌感染症，麻疹，百日咳，流行性耳下腺炎など．
②回復期保菌者：症状が治まった後（病後）も病原体を排出する者．腸チフス，パラチフス，コレラなど．
③健康保菌者（無症状保菌者）：感染しても症状を示さない者（不顕性感染）．赤痢，腸チフス，パラチフス，コレラ，B型肝炎など．
(3) 接触者
感染者と接触し，手指や衣類に病原体を付着させて，持ち運ぶ者．

2．動物
①動物からヒトに感染する人獣共通感染症の感染源で，ダニやシラミなどの節足動物が媒介する感染症もある．
②腺ペスト，ツツガ虫病，サルモネラ症，日本脳炎，牛結核，ブルセ

ラ症，炭疽，野兎病，狂犬病，オウム病，トキソプラズマ症など．

3．土
①土壌に存在する病原体が創傷などから侵入し，感染する．
②破傷風菌，ガス壊疽菌，ボツリヌス菌，レジオネラ菌，真菌など．

感染経路

1．接触感染
①直接接触感染：感染源に直接触れることで感染するもの．梅毒，淋病，HIV，狂犬病，炭疽，破傷風など．
②間接接触感染：病原体が付着した食器やタオルなどの媒介物から感染するもの．経口感染する消化器感染症，トラコーマ，アデノウイルス感染症など．
③飛沫感染：咳，くしゃみで飛び散った病原体を含む飛沫を吸い込んで感染するもの．ジフテリア，猩紅熱，侵襲性髄膜炎菌感染症，インフルエンザ，麻疹，百日咳，肺結核，流行性耳下腺炎，風疹など．

2．空気感染
①飛沫核感染：病原体を含む飛沫が空気中で乾燥して飛沫核となり，これを吸い込んで感染するもの．麻疹，インフルエンザ，結核など．
②塵埃感染：病原体が付着した塵埃を吸い込んで感染するもの．レジオネラ症，オウム病など．

3．母児感染
母児間の感染を垂直感染，ヒトからヒトへの感染を水平感染という．
①経胎盤感染：妊娠中に母体から胎盤を介して感染するもの．梅毒，風疹，サイトメガロウイルス，HIVなど．
②経産道感染：分娩時に産道で感染するもの．産道に存在する淋菌，ストレプトコッカス・アガラクティエ（*Streptococcus agalactiae*）など．
③母乳感染：母乳を介して感染するもの．HTLV-1など．

4．媒介動物による感染
（1）病原体を機械的に運搬するもの
腸チフス，パラチフス，赤痢，コレラ，サルモネラなどの消化器系経口感染症は，ゴキブリ，ハエ，ネズミなどが媒介．

(2) 動物が宿主となり，ヒトに感染するもの
　①カ：日本脳炎，マラリア，フィラリア，デング熱，黄熱など．
　②ノミ：腺ペスト，発疹熱．③シラミ：発疹チフス，回帰熱．
　④ダニ：ツツガ虫病，回帰熱．⑤人獣共通感染症．

5．飲食物による感染
(1) 水系感染症
　①飲料水：赤痢，コレラ，腸チフス，パラチフス，ポリオ，A型肝炎，腸管出血性大腸菌感染症（O157）など．
　②生活水などからの経皮感染：Weil（ワイル）病，鉤虫症，日本住血吸虫症など．
　③水系感染症の疫学的特徴：
　・病原体による汚染水域と患者の発生地域が一致．
　・流行に季節性はなく，短期間で大量の患者が発生．
　・患者の年齢や性別に偏りはなく，潜伏期が長く，軽症例が多い．
(2) 食物感染
　食物を介して感染するもの．飲料水と同じく消化器系経口感染症など．水系感染に比べて病原体の侵入量が多く，重症化しやすい．

感受性
病原体に対する宿主の防御機構（免疫力）．

1．先天性免疫
　生まれながらに備わっている解剖生理学的な感染防御機構（自然免疫）．生物種，人種，個人で差がある．

2．後天性免疫
(1) 自然能動免疫
　病原体に自然感染して生じる免疫．
　①終生免疫を生じる感染症：痘そう，麻疹，風疹，流行性耳下腺炎，水痘，猩紅熱，百日咳など．
　②免疫による感染防御が期待できない感染症：梅毒，淋病，軟性下疳，トラコーマ，マラリア，寄生虫症など．
(2) 自然受動免疫
　母体から胎盤を介してもらい受けた抗体（移行抗体）による胎児の感染防御や，母乳に含まれるIgAによる乳児の感染防御．
(3) 人工能動免疫
　ワクチン接種で人為的に獲得した免疫．

(4) 人工受動免疫
他人や他の動物がつくった抗体を投与して得られる免疫．ジフテリア，破傷風，麻疹，ボツリヌス症，Weil病などの治療で用いられる．

新興感染症，再興感染症，検疫感染症

1．新興感染症
①1970年以降に新たに発見された感染症．
②HIV，エボラ出血熱，SARS，C型肝炎，カンピロバクター，ヘリコバクター・ピロリ，ロタウイルス，O157感染症など．

2．再興感染症
①既知の感染症で現在でも流行を繰り返している感染症．
②結核，ペスト，ジフテリア，コレラ，マラリアなど．

3．検疫感染症
①日本の検疫所では，国外からの病原体の侵入を防ぐために，検疫法によるヒトの検疫，港湾衛生業務，海外感染症情報の収集と提供，申請業務と，食品衛生法による輸入食品監視業務を実施．
②検疫法に基づく検疫感染症は，感染症法の1類感染症，マラリア，デング熱，新型インフルエンザ等感染症（A/H1N1），チクングニア熱，鳥インフルエンザA（H5N1，H7N9），中東呼吸器症候群（MERS），ジカウイルス感染症．

結核

1．患者の動向〔平成27年（'15）〕
①新規登録患者数：18,280人．減少傾向．70歳以上が半数．
②全結核罹患率：減少傾向．先進国では高い方．
③登録患者総数：44,888人．減少傾向．
④死亡：死亡数は1,955人．減少傾向．

2．対策
感染症法に基づく．

(1) 健康診断と予防接種
①定期健康診断：実施義務者は，事業所，学校，施設ではその長，一般住民では市区町村長．年1回胸部X線間接撮影．
②接触者健康診断：患者発生時に知事が勧告し，保健所が実施．

③予防接種：予防接種法により，生後1歳までにBCGを接種．
(2) 患者管理
①登録制度：保健所で結核登録票を作成．
②患者管理：病院管理者は入退院後7日以内に保健所に届出．
(3) 医療
①一般患者に対する医療費公費負担：保険給付の残額を公費負担．
②入院患者に対する医療費公費負担：知事は結核指定医療機関への入院を勧告し，保険給付の残額を公費負担．
③医師の届出基準：結核を診断後ただちに保健所長に届出．
④就業制限：知事，保健所設置市長，特別区長は，感染源となる者に，多数の人と接触する業務への従事を禁止できる．
⑤結核医療の基準：感染症法に基づく結核の適正医療の指針．
(4) 結核に関する特定感染症予防指針
①地域医療連携体制の構築：多剤耐性結核の治療を行う中核病院と合併症治療を担う病院の連携．
②DOTSの推進：地域の直接服薬確認を推進．

医療関連感染（院内感染）

1．医療関連感染
(1) 医療関連感染
長期療養型施設や在宅医療も含めた医療に関連して起こる感染．
(2) 感染制御
感染症の発生を未然に防ぎ，発生した感染症を征圧することが目的．医療機関は，感染対策委員会と感染対策チーム（ICT）を設置して組織的に感染制御を実施．

2．感染予防対策
(1) 標準予防策
すべての患者と医療スタッフに適用．感染の有無にかかわらず，血液，体液，分泌物，排泄物，粘膜，健常でない皮膚は感染の可能性があるものとして行う予防対策．
(2) 感染経路別予防策
①空気感染予防策：
- 対策：N95マスクの着用，隔離，病室の空調管理など．
- 対象：結核，麻疹，水痘，重症急性呼吸器症候群（SARS）など．

②飛沫感染予防策：
- 対策：サージカルマスクの着用，隔離など．
- 対象：百日咳，インフルエンザ，風疹など．
③接触感染予防策：
- 対策：手袋やガウンの着用，隔離など．
- 対象：MRSA，VRE，MDRP，疥癬，流行性角結膜炎など．

5 感染予防（感染源・感染経路・感受性対策）

1．感染症の予防
①感染源対策：感染者の隔離，交通制限，消毒，感染動物の駆除など．
②感染経路対策：衛生教育，手指衛生，消毒，媒介動物の駆除など．
③感受性対策：予防接種，栄養改善など健康の維持・増進など．

2．感染症の予防及び感染症の患者に対する医療に関する法律（感染症法）

(1) 基本理念
感染症の発生と蔓延の防止，新感染症への適切な対応，患者の人権の尊重．平成10年（'98）に公布，平成11年（'99）に施行．

(2) 感染症の類型
①1類感染症：
- 性格：総合的な観点からみた危険性がきわめて高い感染症．
- 疾患：エボラ出血熱，クリミア・コンゴ出血熱，痘そう，南米出血熱，ペスト，マールブルグ病，ラッサ熱．

②2類感染症：
- 性格：総合的な観点からみた危険性が高い感染症．
- 疾患：急性灰白髄炎，結核，ジフテリア，重症急性呼吸器症候群（SARS），鳥インフルエンザ（H5N1，H7N9），中東呼吸器症候群

 MRSA，VRE，MDRP

MRSA（メチシリン耐性黄色ブドウ球菌，methicillin-resistant *Staphylococcus aureus*），VRE（バンコマイシン耐性腸球菌，vancomycin-resistant enterococci），MDRP（多剤耐性緑膿菌，multiple drug-resistant *Pseudomonas aeruginosa*）．いずれも日和見感染する．MRSA，MDRP，一部のVREは，5類感染症である．

(MERS).

③3類感染症：
- 性格：総合的な観点からみた危険性は高くないが，特定の職業への就業によって感染症の集団発生を起こしうる感染症．
- 疾患：コレラ，細菌性赤痢，腸管出血性大腸菌感染症，腸チフス，パラチフス．

④4類感染症：
- 性格：動物，飲食物などの物件を介してヒトに感染し，国民の健康に影響を与えるおそれのある感染症．
- 疾患：E型肝炎，A型肝炎，黄熱，Q熱，狂犬病，炭疽，鳥インフルエンザ（H5N1，H7N9を除く），ボツリヌス症，マラリア，野兎病，その他政令で規定する感染症．

⑤5類感染症：
- 性格：国が感染症発生動向調査を行い，必要な情報を国民や医療関係者などに提供・公開することで，発生・拡大を防止すべき感染症．全数把握疾患と定点把握疾患がある．
- 疾患：インフルエンザ（鳥インフルエンザと新型インフルエンザ等感染症を除く），ウイルス性肝炎（E型肝炎とA型肝炎を除く），クリプトスポリジウム症，後天性免疫不全症候群，性器クラミジア感染症，梅毒，麻疹，メチシリン耐性黄色ブドウ球菌感染症，その他省令で規定する感染症．

⑥新型インフルエンザ等感染症：
- 新型インフルエンザの性格：ヒトからヒトに伝染する新たなインフルエンザで，全国的かつ急速な蔓延により国民の生命や健康に重大な影響を与えるおそれがあるもの．
- 再興型インフルエンザの性格：かつて世界的に流行したインフルエンザが再興したもので，全国的かつ急速な蔓延により国民の生命や健康に重大な影響を与えるおそれがあるもの．

⑦指定感染症：
- 性格：1類〜3類と新型インフルエンザ等感染症に分類されない既知の感染症で，1類〜3類に準じた対応の必要が生じた感染症．政令で1年間に限定して指定する．

⑧新感染症：
- 性格：ヒトからヒトに伝播する新たな感染症で，危険性がきわめて高い感染症．

(3) 届出基準
　①1類〜4類，新型インフルエンザ等感染症，指定感染症，麻疹，風疹，侵襲性髄膜炎菌感染症：診断した医師は，ただちに最寄りの保健所長を経由して都道府県知事に患者氏名などを届出．
(4) 医療機関
　①特定感染症指定医療機関：対象は，新感染症，1類，2類，新型インフルエンザ等感染症．厚生労働大臣が指定．
　②第1種感染症指定医療機関：対象は，1類，2類，新型インフルエンザ等感染症．都道府県知事が指定．
　③第2種感染症指定医療機関：対象は，2類，新型インフルエンザ等感染症．都道府県知事が指定．
　④一般の医療機関：対象は，3類，4類，5類．
(5) 医療費の公費負担
　①新感染症：全額公費負担．
　②1類，2類，新型インフルエンザ等感染症の入院：医療保険を適用し，自己負担分を公費負担．
　③3類〜5類：医療保険を適用し，公費負担はない．
(6) 入院
　①原則入院：新型インフルエンザ等感染症，新感染症，1類感染症．
　②状況に応じて入院：2類感染症の有症者．

6 予防接種

①感受性対策として，予防接種法に基づいて実施．
②個別接種を原則とし，予診・問診を十分に行う．

1．予防接種の種類

(1) 定期接種
　対象者と対象疾患が定められ，市区町村長が実施．
(2) 任意接種
　個人の感染予防．医療従事者などハイリスク者の感染予防．
(3) 臨時接種
　A類とB類疾病の蔓延防止のため，緊急の必要がある場合．

2．予防接種の類型

(1) A類疾病
　①考え方：発生・蔓延予防のために定期的に行う必要があるもの．

社会防衛が主な目的．
　②実施主体：市区町村が実施し，費用負担する．実費徴収可能．
　③義務・勧奨：接種は努力義務．接種を勧奨する．
　④対象疾病：ジフテリア，百日咳，破傷風，急性灰白髄炎，麻疹，風疹，日本脳炎，結核，Hib感染症，肺炎球菌感染症（小児），ヒトパピローマウイルス感染症，水痘，B型肝炎．
（2）B類疾病
　①考え方：個人の発病・重症化を防止し，蔓延の予防に資するために定期的に行う必要があるもの．個人防衛が主な目的．
　②実施主体：市区町村が実施し，費用負担する．実費徴収可能．
　③義務・勧奨：接種の努力義務や勧奨はないが，周知する．
　④対象疾患：インフルエンザ，肺炎球菌感染症（高齢者）．
3．予防接種法による予防接種健康被害救済制度
　①対象：A類疾病とB類疾病の定期接種，臨時接種による健康被害．
　②任意接種の救済制度：本人・遺族の請求により，独立行政法人医薬品医療機器総合機構法に基づいて，医療費等を給付．

感染症流行予測調査事業・発生動向調査事業

1．感染症流行予測調査事業
（1）目的
　集団免疫の把握，病原体の検索などを目的に，感染源調査，感受性調査，その他の疫学調査を行い，予防接種の効果的な運用や長期的な流行予測を行う．
（2）対象疾患
　ポリオ，インフルエンザ，日本脳炎，風疹，麻疹，百日咳，ジフテリア，破傷風，Hib感染症，肺炎球菌感染症，水痘，B型肝炎．
2．感染症発生動向調査事業
（1）目的
　感染症の発生情報を一元的に収集，分析，提供・公開して，感染症に対する適切な対策を行い，感染症の流行を防止する．
（2）対象疾患
　①全数把握対象疾患：1類～4類感染症，新型インフルエンザ等感染症，5類感染症の一部．
　②定点把握対象疾患：5類感染症の一部．

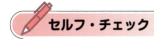

セルフ・チェック

A 次の文章で正しいものに○，誤っているものに×をつけよ．

	○	×
1. 感染症成立の3要因は，感染源，感染経路，自然環境である．	□	□
2. 麻疹は潜伏期保菌者が存在する．	□	□
3. 破傷風菌は創傷から侵入する．	□	□
4. 性行為感染症は直接接触感染する．	□	□
5. インフルエンザは飛沫感染する．	□	□
6. 結核は飛沫核感染しない．	□	□
7. 風疹は経産道感染する．	□	□
8. デング熱はノミが媒介する．	□	□
9. 移行抗体による免疫は自然能動免疫である．	□	□
10. ヘリコバクター・ピロリ感染症は再興感染症である．	□	□
11. ジカウイルス感染症は検疫感染症である．	□	□
12. 結核は乳幼児の感染が多い．	□	□
13. 結核登録票は医療機関が作成する．	□	□
14. 結核対策に直接服薬確認がある．	□	□
15. 標準予防策はすべての患者に適用する．	□	□
16. N95マスクを着用して患者に接するのは飛沫感染予防策である．	□	□
17. 感染症法で危険性がきわめて高い感染症は1類感染症である．	□	□
18. 感染症法で動物や飲食物を介してヒトに感染する感染症は5類感染症である．	□	□
19. 3類感染症はただちに最寄りの保健所長を経由して都道府県知事に患者氏名などを届け出る．	□	□

A 1-×（感染源，感染経路，宿主の感受性），2-○，3-○，4-○，5-○，6-×（する），7-×（経胎盤感染），8-×（蚊），9-×（自然受動免疫），10-×（新興感染症），11-○，12-×（高齢者），13-×（保健所），14-○，15-○，16-×（空気感染予防策），17-○，18-×（4類），19-○

20. 新感染症の患者の入院先は第1種感染症指定医療機関である． ☐ ☐
21. 定期予防接種は市区町村長が実施する． ☐ ☐
22. 定期予防接種のA類疾病にB型肝炎がある． ☐ ☐
23. 予防接種法のB類疾病は発生・蔓延予防のために定期的に行う必要がある感染症である． ☐ ☐
24. 任意接種の予防接種には健康被害救済制度がある． ☐ ☐
25. 感染症流行予測調査事業で集団免疫の状況を把握している． ☐ ☐
26. 感染症発生動向調査事業の全数把握対象疾患に4類感染症がある． ☐ ☐

B

1．感染症法における2類感染症はどれか．
   ☐ ① 結　核
   ☐ ② コレラ
   ☐ ③ ラッサ熱
   ☐ ④ 細菌性赤痢
   ☐ ⑤ エボラ出血熱
2．感染源対策はどれか．2つ選べ．
   ☐ ① 健康増進
   ☐ ② 出席停止
   ☐ ③ 予防接種
   ☐ ④ 手洗いの励行
   ☐ ⑤ 媒介動物の駆除

A 20-×（特定感染症指定医療機関），21-○，22-○，23-×（A類疾病），24-○，25-○，26-○

B 1-①（②3類，③1類，④3類，⑤1類），2-②と⑤（①感受性対策，③感受性対策，④感染経路対策）

D 物理環境

学習の目標
- [ ] 電離放射線
- [ ] 紫外線
- [ ] 赤外線
- [ ] 熱中症
- [ ] 寒冷
- [ ] 高気圧障害
- [ ] 減圧症
- [ ] 低圧障害
- [ ] 騒音
- [ ] 振動

電離放射線

1．電離放射線による健康影響
①確定的影響：閾値を超えた線量で生じる影響．白内障や皮膚障害など．
②確率的影響：閾値がなく，被曝線量に応じて確率的に生じる影響．がんや遺伝的影響など．
③早発効果：被曝後早期に生じる影響で，脱毛，皮膚障害，消化器障害，骨髄抑制，急性死など．
④晩発効果：被曝後時間が経ってから生じる影響で，がん，白内障，胎児への影響，不妊，遺伝的影響など．

非電離放射線

1．紫外線による健康影響
①健康影響：皮膚のがん・水疱・潰瘍・色素沈着，角膜炎，結膜炎（雪眼，電気性眼炎）．
②対策：手袋，保護眼鏡，衣服，日焼け止めなど．

2．赤外線による健康影響
熱作用，熱傷，白内障，熱中症．

3．マイクロ波による健康影響
皮膚熱傷，深部熱傷，白内障．

寒冷・高温

1. 高温による健康影響（熱中症）
①症状が軽い方から，熱失神，熱痙攣，熱疲労，熱射病に分類．
②高齢や肥満の者で起こりやすい．

2. 寒冷による健康影響
凍傷，低体温症，ぜんそく，気管支炎，脳卒中，冠動脈疾患など．

気圧による健康影響

1. 高気圧障害
スクイーズ（耳，前額部，下顎部の痛み），窒素酔い，酸素中毒，二酸化炭素中毒など．

2. 減圧障害（減圧症）
急激な減圧により，血中窒素が気泡化して塞栓を生じる．皮膚の掻痒感・出血斑，筋肉痛，呼吸困難，知覚・運動・視野障害など．

3. 低圧障害
高山病，頭痛，めまい，嘔吐，吐き気，脱力感，意識障害，脳浮腫，肺水腫など．

騒音による健康影響

1. 騒音性難聴
①原因：コルチ器の有毛細胞の障害による感音性難聴．
②症状：C5-dip（4,000 Hz周辺の聴力損失），聴力低下，耳鳴り，精神疲労．

振動による健康障害

1. 局所振動障害
①原因：振動工具の使用．
②症状：Raynaud（レイノー）現象，手指の冷えなどの末梢循環障害．しびれ，痛覚・温冷覚の異常などの末梢神経障害．手指・肘・肩の疼痛．頭痛など．

2．全身振動障害
①原因：自動車の乗車など．
②症状：腰痛，内臓下垂，自律神経失調，高血圧など．

 熱中症の分類

熱中症は，治療の必要性の観点から3段階に分類される．
Ⅰ度は，通常は現場で対応可能な状態で，めまい，立ちくらみ，生あくび，大量の発汗，筋肉痛，筋肉の硬直（こむら返り）を呈し，意識障害を認めない．熱失神や熱痙攣に相当する．
Ⅱ度は，医療機関での診察が必要な状態で，頭痛，嘔吐，倦怠感，虚脱感，集中力や判断力の低下を認める．熱疲労に相当する．
Ⅲ度は，入院加療（場合により集中治療）が必要な状態で，①中枢神経症状（意識障害，小脳症状，痙攣発作），②肝・腎機能障害，③血液凝固異常のいずれかを含む．熱射病に相当する．

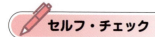

セルフ・チェック

A 次の文章で正しいものに○，誤っているものに×をつけよ．

	○	×
1. 電離放射線によるがんの発生は確定的影響である．	□	□
2. 電離放射線の確定的影響は閾値を超えた線量で生じる．	□	□
3. 被曝後早期に生じる影響に消化器障害がある．	□	□
4. 電気性眼炎は赤外線が原因である．	□	□
5. マイクロ波による健康障害に深部熱傷がある．	□	□
6. 熱射病は高度の意識障害がみられる．	□	□
7. 寒冷は脳卒中のリスクを増加させる．	□	□
8. スクイーズは低気圧環境で発生する．	□	□
9. 高山病は高気圧環境で起こる．	□	□
10. C5-dip は振動で起こる．	□	□
11. Raynaud 現象は振動工具の使用で起こる．	□	□
12. 全身振動障害に自律神経失調がある．	□	□

B

1．物理環境と影響の組合せで誤っているのはどれか．
  □ ① 電離放射線 ──── 皮膚潰瘍
  □ ② 赤外線 ──────── 緑内障
  □ ③ 振　動 ──────── 末梢循環障害
  □ ④ 騒　音 ──────── 感音性難聴
  □ ⑤ 気　圧 ──────── 減圧症

A 1-×（確率的影響），2-○，3-○，4-×（紫外線），5-○，6-○，7-○，8-×（高気圧環境），9-×（低気圧環境），10-×（騒音），11-○，12-○
B 1-②（赤外線による影響は熱作用，白内障など）

E 化学環境

学習の目標
- [ ] 有害ガス
- [ ] 粉じん
- [ ] 有機物質
- [ ] 金属
- [ ] 発がん物質
- [ ] 内分泌かく乱物質
- [ ] 大気汚染
- [ ] 水質汚濁
- [ ] 土壌汚染
- [ ] 公害
- [ ] 公害健康被害補償法
- [ ] 四大公害病

1 大気

5章の「B 生活環境」を参照.

2 有害ガス

物質	症状	発生職場・場所
一酸化炭素	急性：ヘモグロビンへの結合による酸素欠乏症 慢性：色視野狭窄, 精神・神経機能低下	不完全燃焼, コークス炉
シアン化水素	チトクロームオキシダーゼへの結合による化学的窒息, 呼吸困難	メッキ, 青酸カリ等の製造, コークス炉
二酸化硫黄	急性：眼・鼻・上気道刺激 慢性：歯牙酸蝕症, 気管支炎	大気汚染, 硫酸製造, 殺菌・防腐剤使用
二酸化窒素	急性：眼・鼻・上気道刺激 慢性：歯牙酸蝕症, 気管支炎	大気汚染, 硝酸製造, 金属処理
フッ化水素	急性：皮膚腐蝕, 気管支肺炎, 腎障害 慢性：斑状歯, 骨硬化	フッ化物製造, ガラス洗浄

3 粉じん

①空気中に浮遊する細かい粒子状の物質で, 吸入曝露される.
②じん肺は, 粉じんの吸入によって起こる肺の線維増殖性変化.

1. 種類
①無機粉じん：岩石, 土, 鉱物, 金属, 無機化合物など.

②有機粉じん：穀類の粉，種子，毛，糞，有機化合物など．
③複合粉じん：複数の成分からなる．

4 有機物質

物質	症状・代謝物	職場・場所・使用
ベンゼン	貧血，再生不良性貧血，急性骨髄性白血病，尿中フェノール，メトヘモグロビン形成	有機化学合成
二硫化炭素	急性：結膜炎，水疱性皮膚炎 慢性：精神障害，多発性神経炎，Parkinson（パーキンソン）症候群（言語障害・筋緊張亢進・小字症・仮面様顔貌・突進症状），動脈硬化，尿中二硫化炭素	セロファン，殺虫剤，加硫促進剤，医薬品製造
トリクロロエチレン	肝障害，多発性神経炎，尿中トリクロロ酢酸，尿中総三塩化物	ドライクリーニング，金属洗浄
四塩化炭素	肝・腎障害	有機化学合成
トルエン	尿中馬尿酸	染料，医薬品，香料，顔料，漂白剤，溶剤
キシレン	尿中メチル馬尿酸，肝障害	有機溶剤
クロロホルム	肝障害，麻酔作用	有機溶剤
芳香族化合物のニトロ又はアミノ誘導体	溶血性貧血，皮膚・肝障害，メトヘモグロビン形成，ハインツ小体形成	塗料，火薬，ゴム用酸化防止剤
塩化ビニルモノマー	Raynaud（レイノー）現象，指端骨溶解，強皮症様皮膚障害，肝血管肉腫，肝脾症候群	塩化ビニル製造
有機リン	コリンエステラーゼ阻害による神経障害	農薬

 水銀

金属水銀は常温で白銀色の液体で気化しやすい．
無機水銀は無機と結合した水銀で，塩化水銀（Ⅱ），硫化水銀などがある．
有機水銀は有機と結合した水銀で，アルキル基と結合した水銀はアルキル水銀，メチル基と結合した水銀はメチル水銀という．メチル水銀は水俣病の原因物質で，消化管から吸収されやすい．
2017年に発効した水銀に関する水俣条約を受けて，日本では，水銀による環境の汚染の防止に関する法律で水銀の使用などを規制している．

5 金属

物質	症状・代謝物	職場・場所・使用
金属水銀・無機水銀	腎障害, 振戦, 口内炎, 肺炎, 尿蛋白, 尿中・血中水銀	鉱山, 温度計
有機水銀	Hunter-Russel (ハンターラッセル) 症候群 (求心性視野狭窄・構音障害・聴力障害・運動失調・振戦・知覚異常), 血中・毛髪中水銀	殺菌剤, 消毒剤
鉛	ヘム合成阻害による貧血, 歯肉の鉛縁, 食欲不振, 疝痛, 便秘, 伸筋麻痺, 尿中δ-アミノレブリン酸, 尿中コプロポルフィリン, 尿中・血中鉛, 好塩基性斑点, 赤血球δ-ALAD活性阻害	ガラス, 蓄電池, 印刷, 顔料, 薬品製造
砒素	急性：水様性下痢, 中枢神経麻痺 慢性：黒皮症, 鼻中隔穿孔, 脱毛, 砒素疹, 角化亢進, 嘔吐, 下痢, 末梢神経炎, 振戦, 貧血, Bowen (ボーエン) 病, 肺がん, 皮膚がん, 尿中・毛髪中砒素	ガラス・農薬・防腐剤・顔料製造, 硫化鉱石の焙焼
クロム (6価が毒性が強い)	皮膚潰瘍, 鼻中隔穿孔, 気管支炎, 肺がん, 尿中・血中クロム	色素製造, メッキ, クロム化合物製造
カドミウム	急性：間質性肺炎, 肺水腫 慢性：肺気腫, Fanconi (ファンコニ) 症候群 (尿細管障害), 骨軟化症, β_2ミクログロブリン, 尿糖, 尿中・血中カドミウム, 肺がん	電池, メッキ, 色素, 亜鉛精錬, 化学合成の触媒
マンガン	Parkinson症候群, 肺炎, 血中マンガン	鉱山, 製錬, 合金製造
金属フューム (亜鉛が多い)	金属熱 (曝露数時間後から一過性に発熱し, 半日で解熱)	亜鉛精錬

鉛

鉛はδ-アミノレブリン酸脱水酵素 (ALAD) などのヘム合成に関与する複数の酵素活性を阻害する. 鉛中毒では正球性〜小球性低色素性貧血となり, 尿中δ-アミノレブリン酸, 尿中コプロポルフィリン, 赤血球プロトポルフィリンが増加する. 慢性中毒の重症例では, 歯肉縁に硫化鉛が沈着して暗青色になる鉛縁, 腸管の痙攣によって起こる鉛疝痛がみられる.

発がん物質

1．職業性の発がん物質

発がん物質	使用業務	主ながん
芳香族アミン(ベンチジン，β-ナフチルアミン，4-アミノジフェニル)	染料，ゴム加工	膀胱
6価クロム	クロム色素，鉱石処理	肺
砒素，砒素化合物	三酸化砒素，銅精錬	肺，皮膚
ベンゼン	染料，化学合成	白血病
1,2-ジクロロプロパン	印刷	胆管
石綿	断熱材，織物	肺，中皮腫
電離放射線	電離放射線・放射性物質取り扱い	皮膚，肺，白血病，甲状腺，骨，肝

2．食品に含まれる主な発がん物質

発がん物質	食品	主ながん
アフラトキシンB_1	ピーナッツ等のナッツ類，コーン，そば粉，香辛料	肝
ベンゾ(a)ピレン(芳香族炭化水素)	燻製・焼き肉・焼き魚などの加熱調理	肺，皮膚
IQ (ヘテロサイクリックアミン)	燻製・焼き肉・焼き魚などの加熱調理	肝，胃，肺，小腸，大腸，皮膚
N-ニトロソジメチルアミン(N-ニトロソアミン)	野菜と魚卵などの組み合わせ，ハム，魚の干物，燻製，チーズ	胃，肺，肝
ダイオキシン類	魚介類など	肝

 内分泌かく乱物質

1．定義
生物やその子孫や個体群の内分泌系の機能を変化させ，健康に有害な影響を生ずる外因性物質．

2．疑われる物質と作用
①エストロゲン作用：DDT(ジクロロジフェニルトリクロロエタン)，PCBs(ポリ塩化ビフェニル)，ビスフェノールA，イソフラボン，DES(ジエチルスチルベストロール)．

②抗アンドロゲン作用：ビンクロゾリン，DDE(ジクロロジフェニ

ルジクロロエチレン）は，アンドロゲンの働きを阻害．

 ## 8 大気汚染

1．大気汚染の発生
(1) 汚染源
　工場や火力発電所などの固定発生源，自動車などの移動発生源．
(2) 汚染物質の種類
　①環境基本法に基づく環境基準が設定されている物質：二酸化硫黄，一酸化炭素，浮遊粒子状物質，微小粒子状物質，二酸化窒素，光化学オキシダント，ベンゼン，トリクロロエチレン，テトラクロロエチレン，ジクロロメタン．
　②ダイオキシン類対策特別措置法に基づく環境基準が設定されている物質：ダイオキシン類．
(3) 汚染物質の概要
　①二酸化硫黄：化石燃料の燃焼で発生．喘息や酸性雨の原因物質．
　②一酸化炭素：不完全燃焼で発生．自動車が主な発生源．
　③浮遊粒子状物質（SPM）：粒径10μm以下の粒子状物質．工場の煤煙，窒素酸化物や硫黄酸化物が変化してできた二次生成粒子，土埃が原因．
　④微小粒子状物質（PM2.5）：粒径2.5μm以下の浮遊粒子状物質．肺の奥に到達しやすい．
　⑤二酸化窒素：化石燃料の燃焼で生じる．酸性雨や光化学スモッグの原因物質．
　⑥光化学オキシダント：窒素酸化物と揮発性有機化合物が太陽光で光化学反応を起こして二次的に生成されたオゾンなどの物質．眼・鼻・のどを刺激．光化学スモッグの原因．
　⑦ダイオキシン類：廃棄物焼却が主な発生源．吸入より食物からの摂取が多い．

2．大気汚染の現状〔平成27年度（'15）〕
　①大気汚染防止法により，一般環境大気測定局（一般局）と自動車排出ガス測定局（自排局）で常時監視．
　②二酸化硫黄，一酸化炭素，二酸化窒素，浮遊粒子状物質の環境基準達成率は，一般局と自排局で99％以上．
　③微小粒子状物質の達成率は，一般局74.5％，自排局58.4％．

④光化学オキシダントの達成率は，一般局，自排局ともに0％．

3．大気汚染防止対策
①固定発生源対策：大気汚染防止法により，煤煙（硫黄酸化物，煤塵，窒素酸化物など），揮発性有機化合物（VOC），粉じん等の発生に対して排出基準を設定．
②移動発生源対策：自動車から排出される窒素酸化物および粒子状物質の排出基準を設定．
③揮発性有機化合物対策：自動車，固定発生源ともに排出を規制している．

9 水質汚濁

1．水質汚濁の発生
（1）汚染源
生活排水，工場排水，鉱山廃水，農薬等の汚染など．
（2）汚染物質の種類
有機物，有機化合物，無機化合物，金属など．

2．水質汚濁防止対策
環境基本法により，人の健康の保護に関する環境基準と生活環境の保存に関する環境基準が設けられ，公共水域の水質保全を図るために水質汚濁防止法により工場等からの排水の基準が定められている．

（1）人の健康の保護に関する環境基準（健康項目）
公共用水域（河川・湖沼・海域）と地下水で基準が定められ，全シアン，アルキル水銀，PCBは検出されないことと定められている．

揮発性有機化合物（volatile organic compounds）
揮発性有機化合物は揮発性で大気中で気体となる有機化合物の総称で，トルエン，キシレン，酢酸エチルなどがある．塗料，インク，接着剤，洗浄剤，ガソリンなどに含まれる．土壌や地下水を汚染するばかりでなく，大気中では浮遊粒子状物質の二次生成粒子や光化学オキシダントの原因物質の一つである．

(2) 生活環境の保存に関する環境基準（生活環境項目）

利水の態様で水域ごとに類型し，河川は6，湖沼は4，海域は3類型がある．

① 河川の項目：水素イオン濃度（pH），生物化学的酸素要求量（BOD），浮遊物質量（SS），溶存酸素量（DO），大腸菌群数．

② 湖沼の項目：pH，化学的酸素要求量（COD），SS，DO，大腸菌群数．

③ 海域の項目：pH，COD，DO，大腸菌群数，n-ヘキサン抽出物質．

(3) 健康に係る有害物質についての排水基準（30項目）

アルキル水銀は検出されないことと定められており，他の項目は数値で基準が示されている．

(4) 生活環境に係る汚染状態についての排水基準（15項目）

①pH，②BOD，③COD，④SSなどに基準が定められている．

3．水質汚濁の現状〔平成27年度（'15）〕

(1) 健康項目の環境基準の達成状況

健康項目全体（27項目）の環境基準達成率は99.1％．

(2) 生活環境項目の環境基準の達成状況

BODまたはCODの環境基準達成率は，河川95.8％，湖沼58.7％，海域81.1％．

(3) 地下水の環境基準の達成状況

環境基準超過率は5.8％．

10 土壌汚染

重金属や揮発性有機化合物等の有害物質による汚染．環境基本法により環境基準が設けられ，土壌汚染対策法で対策が定められている．

1．土壌環境基準（29項目）

全シアン，有機リン，アルキル水銀，PCBは検出されないことと定められており，他の項目は数値で基準が示されている．

11 公害のエピソード

1．公害とは

(1) 環境基本法による定義

事業活動等の人為的原因による広範な健康や生活環境の被害．

(2) 種類

大気汚染，水質汚濁，土壌汚染，騒音，振動，地盤沈下，悪臭．

(3) 苦情件数

騒音，大気汚染，悪臭の順に多い．

2．公害健康被害補償法

(1) 補償の対象

公害健康被害者に対する補償や環境整備．第二種指定地域のイタイイタイ病，水俣病，慢性砒素中毒の公害健康被害者が補償対象．

(2) 指定解除された疾患

大気汚染がひどい第一種指定地域の気管支喘息や慢性気管支炎などを指定疾病としていたが，汚染が改善されたため，指定を解除した．

(3) 補償費用

原因者負担が原則．

3．四大公害病

(1) 水俣病

①原因物質：工場排水に含まれたメチル水銀．

②地域：水俣（熊本・鹿児島），阿賀野川流域（新潟）．

③症状：求心性視野狭窄，知覚障害，運動失調等のHunter-Russel症候群．

(2) イタイイタイ病

①原因物質：鉱山の排水と流出した鉱さいに含まれるカドミウム．

②地域：神通川流域（富山）．

③症状：腎尿細管再吸収障害や骨軟化症のFanconi症候群．

(3) 慢性砒素中毒

①原因物質：鉱山で発生した焼鉱の飛散と水質汚濁に由来する砒素．

②地域：土呂久（宮崎），笹ヶ谷（島根）．

③症状：多発性神経炎，皮膚色素沈着，鼻中隔穿孔，角化症，気管支炎，皮膚がん，肺がん．

(4) 四日市喘息

①原因物質：石油コンビナートから排出された硫黄酸化物．

②地域：四日市臨海地域（三重）．

③症状：気管支喘息等の慢性閉塞性肺疾患．

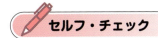

セルフ・チェック

A 次の文章で正しいものに○，誤っているものに×をつけよ．

	○	×
1. シアン化水素はヘモグロビンに結合する．	□	□
2. フッ化水素は斑状歯の原因となる．	□	□
3. じん肺では線維増殖性変化がみられる．	□	□
4. 二硫化炭素はParkinson症候群の原因となる．	□	□
5. 四塩化炭素は呼吸障害の原因となる．	□	□
6. 芳香族化合物のニトロ又はアミノ誘導体はハインツ小体を形成する．	□	□
7. 有機鉛はHunter-Russel症候群の原因となる．	□	□
8. 鉛はヘム合成を阻害する．	□	□
9. 砒素は黒皮症の原因となる．	□	□
10. 水銀は鼻中隔穿孔の原因となる．	□	□
11. カドミウムはFanconi症候群の原因となる．	□	□
12. マンガンはParkinson症候群の原因となる．	□	□
13. ベンチジンは肺がんの原因となる．	□	□
14. 砒素は肺がんの原因となる．	□	□
15. ニッケル化合物は肝血管肉腫の原因となる．	□	□
16. ベンゾ(a)ピレンは燻製に含まれる．	□	□
17. N-ニトロソアミンは食品に含まれる．	□	□
18. 環境基本法に基づく環境基準が設定されている物質に二酸化窒素がある．	□	□
19. 微小粒子状物質の粒径は2.5mm以下である．	□	□
20. 揮発性有機化合物は光化学オキシダント生成に関与する．	□	□
21. 光化学オキシダントは二次生成された物質である．	□	□
22. 近年，二酸化窒素の環境基準達成率は0％である．	□	□

A 1-×（チトクロームオキシダーゼに結合），2-○，3-○，4-○，5-×（肝・腎障害），6-○，7-×（有機水銀），8-○，9-○，10-×（クロムや砒素），11-○，12-○，13-×（膀胱がん），14-○，15-×（塩化ビニルモノマー），16-○，17-○，18-○，19-×（2.5μm以下），20-○，21-○，22-×（99％以上）

23. 健康に係る有害物質についての排水基準ではアルキル水銀は検出されないことと定めている． □ □
24. 土壌環境基準ではPCBは検出されないことと定めている． □ □
25. 四日市喘息は窒素酸化物が原因である． □ □

B

1. 化学物質と健康障害の組合せで誤っているのはどれか．
    - □ ① クロム ─────────── 肺がん
    - □ ② ベンゼン ────────── 再生不良性貧血
    - □ ③ 有機水銀 ────────── 求心性視野狭窄
    - □ ④ 亜鉛フューム ──────── 発　熱
    - □ ⑤ 1, 2-ジクロロプロパン ── 中皮腫
2. 公害健康被害補償法で指定された地域と疾病の組合せである．誤っているのはどれか．
    - □ ① 新潟県阿賀野川下流区域 ──────── 水俣病
    - □ ② 富山県神通川下流区域 ──────── イタイイタイ病
    - □ ③ 宮崎県土呂久地区 ─────────── 慢性砒素中毒
    - □ ④ 島根県笹ヶ谷地区 ─────────── 慢性鉛中毒
    - □ ⑤ 熊本・鹿児島水俣湾沿岸区域 ──── 水俣病

A 23-○，24-○，25-×（硫黄酸化物）
B 1-⑤（胆管がん．中皮腫の原因は石綿），2-④（慢性砒素中毒）

F 環境リスクの評価

学習の目標

- [ ] LD$_{50}$
- [ ] ED$_{50}$
- [ ] LOEL
- [ ] NOEL
- [ ] 量反応関係
- [ ] 閾値
- [ ] 環境基準
- [ ] 許容濃度
- [ ] 1日摂取許容量
- [ ] 生物学的モニタリング
- [ ] リスク分析
- [ ] リスク評価
- [ ] リスク管理
- [ ] リスクコミュニケーション

1 リスク評価の指標

① LD$_{50}$(半数致死量, lethal dose 50):1回の投与で動物群の50%の個体を観察期間内に死亡させる用量.急性毒性の指標.

② ED$_{50}$(半数効果量, effective dose 50):1回の投与で動物群の50%の個体に反応を引き起こす用量.

③ LOEL(最小影響量, lowest observed effect level):毒性試験で有害,無害を問わずなんらかの影響が認められる最小の用量.

④ NOEL(無影響量, no observed effect level):毒性試験で有害,無害を問わず全く影響が認められない最大の用量.

⑤ NOAEL(no observed adverse effect level, 最大無毒性量):反復毒性試験,生殖・発生毒性試験などのさまざまな毒性試験で,有害な影響が全く認められない最大の用量.動物試験で得たすべての無毒性量のなかで最小の値を採用することが多い.

⑥ 量影響関係(dose-effect relationship):化学物質や微生物の曝露量と生体影響の程度との関係.

⑦ 量反応関係(dose-response relationship):化学物質や微生物の曝露量と生体影響を示した個体の割合との関係.

⑧ 閾値(threshold):それ以下では影響や反応がみられない用量.

環境基準,許容濃度

1.環境基準
① 環境基本法により,政府が定める環境保全行政上の目標.
② 大気汚染,水質汚濁,土壌汚染,騒音などに設定.

2.許容濃度
労働者が1日8時間,週40時間程度,肉体的に激しくない労働強度で有害物質に曝露される場合に,有害物質の平均曝露濃度がこの数値以下であれば,ほとんどすべての労働者に健康上の悪い影響がみられないと判断される濃度.産業衛生学会が勧告.

3.管理濃度
作業環境測定の結果から作業環境管理の良否を判断する際の管理区分を決定するための指標.労働安全衛生法で定める.

1日摂取許容量と耐容1日摂取量

1.1日摂取許容量(ADI;acceptable daily intake,1日許容摂取量)
① 食品に意図的に使用する農薬や食品添加物などを対象に,ヒトが一生涯にわたって毎日摂取し続けても健康への悪影響がないと推定される1日あたりの摂取量.mg/kg体重/日で示す.
② 最大無毒性量(NOAEL)を,安全係数(100)で除して算出.

2.耐容1日摂取量(TDI;tolerable daily intake)
意図的な使用はなく食品にもともと存在する重金属やかび毒などを対象に,ADIと同じ考え方で設定.

生物学的モニタリング

労働者の血液,尿,呼気,毛髪などの生体試料に含まれる化学物質や代謝産物を定量して,有害物質の曝露や影響の程度を評価すること.

1.生物学的曝露モニタリング
曝露量の評価を目的とし,侵入経路,生体内分布,代謝と排泄,生物学的半減期などを考慮して評価.

2.生物学的影響モニタリング
有害物質による健康影響の評価を目的とし,初期に現れる悪影響を

測定して健康への危険度を評価.

3．主な生物学的モニタリングの検査項目

物質名	検査項目
トルエン	尿中馬尿酸
キシレン	尿中メチル馬尿酸
スチレン	尿中マンデル酸
テトラクロルエチレン	尿中トリクロル酢酸または総三塩化物
トリクロルエチレン	尿中トリクロル酢酸または総三塩化物
鉛	血中鉛, 尿中δ-アミノレブリン酸

リスク分析

1．リスク分析（リスクアナリシス）

①リスク評価, リスク管理, リスクコミュニケーションで構成.
②食品の安全確保では, リスク評価は食品安全委員会, リスク管理は厚生労働省, 農林水産省, 消費者庁, 環境省などが担当.

（1）リスク評価（リスクアセスメント）

ハザードで生じるリスクを評価すること. ハザードの特定, ハザードの判定, 曝露評価, リスク判定の4つの段階を含む.

①ハザード（危害要因：hazard）：ヒトの健康に悪影響を及ぼす原因となる可能性があるもの.
②リスク（risk）：ハザードで生じる健康への悪影響が発生する確率と影響の程度.

（2）リスク管理（リスクマネジメント）

リスク評価をふまえて, リスクを低減するために科学的に妥当で実現可能な措置を実施すること.

（3）リスクコミュニケーション

リスク評価機関, リスク管理機関, 住民や生産者などの関係者が, リスク分析の全過程で相互に情報や意見を交換すること.

 許容濃度

想定した労働条件の範囲で適用できる職業病予防のための指標. 安全と危険の明確な境界を示すものではない. 複数の物質を扱う場合には, 相乗作用を考慮した混在状態の許容濃度を適用する.

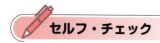

セルフ・チェック

A 次の文章で正しいものに○，誤っているものに×をつけよ．

1. LD₅₀は1回の投与で動物群の50％の個体を観察期間内に死亡させる用量．
2. NOELは有害無害を問わず影響が認められる最小の用量．
3. NOAELはすべての毒性試験で有害な影響が全く認められない最大の用量．
4. 耐容1日摂取量（TDI）は食品に意図的に使用する農薬や食品添加物などが対象である．
5. 1日摂取許容量（ADI）はヒトが一生涯にわたって毎日摂取し続けても健康への悪影響がないと推定される1日あたりの摂取量である．
6. 生物学的曝露モニタリングは曝露量の評価を目的とする．
7. リスクアナリシスはリスク評価，リスク管理，リスクコミュニケーションで構成される．
8. リスクマネジメントはハザードで生じるリスクを評価することである．

B

1．有害物質の許容濃度で正しいのはどれか．
- ① 法令で規定されている．
- ② 作業場の管理区分決定に用いられる．
- ③ 大気汚染の環境基準として用いられる．
- ④ 週40時間の曝露で作業者に健康障害が生じない値である．
- ⑤ 2種以上の物質が混在している場合，個々の物質の許容濃度を適用する．

A 1-○，2-×（LOEL），3-○，4-×（1日摂取許容量（ADI）），5-○，6-○，7-○，8-×（リスクアセスメント）

B 1-④（④1日8時間週40時間で算定．①産業衛生学会の勧告，②管理区分決定には管理濃度が用いられる，③労働環境にのみ適用，⑤相乗作用を考慮した混在状態の許容濃度を適用）

6 健康の保持増進

A 栄養保健

学習の目標
- ☐ 国民栄養の現状
- ☐ 国民健康・栄養調査

1 国民栄養の現状

日本人の食事摂取基準

1．概要
健康増進法に基づき，5年ごとに策定．健康な個人や集団を対象に国民の健康の保持・増進，生活習慣病予防のために参照するエネルギーと栄養素の摂取量の基準．

2．指標
（1）エネルギーの指標
BMI（体重kg÷身長mの2乗）．
（2）栄養素の指標
①推定平均必要量（EAR）：集団の50％の人が必要量を満たす量．
②推奨量（RDA）：ほとんどの人（97〜98％）が充足する量．
③目安量（AI）：一定の栄養状態を維持するのに十分な量．推定平均必要量が得られない場合に算定．
④耐容上限量（UL）：健康障害のリスクがないとみなされる習慣的な摂取量の上限．
⑤目標量（DG）：生活習慣病のリスクが低くなると考えられる栄養状態が達成できる量．

国民健康・栄養調査

1．概要
健康増進法に基づき，身体，栄養素等摂取量，生活習慣を毎年調査．

2．栄養摂取の動向〔平成26年（'14）〕
（1）BMIの動向
「肥満」は男性28.7％，女性21.3％．50歳代男性が特に多い．「やせ」は男女ともに15〜19歳が最も多い．
（2）栄養摂取の動向
①エネルギー摂取量はこの10年間で減少傾向．
②エネルギー摂取に占める脂質の割合は26.6％．
③蛋白質や脂質は動物性食品由来が半数以上を占める．
④カルシウム摂取量は推奨量未満の者が多い．
⑤食塩摂取量は男性10.9g/日，女性9.2g/日で減少傾向．

B　食品安全および食品衛生

学習の目標
- □ リスク分析
- □ 食品添加物
- □ 食品に残留する物質の規制
- □ 食中毒
- □ 食品監視
- □ 輸入食品

食品衛生行政

1．概要
　主に，食品衛生法と食品安全基本法に基づく．食品による健康被害の発生を防止し，リスクを最小限にする方法として，リスク分析を導入．食品衛生行政は，厚生労働省，地方の衛生担当部局，保健所が担っている．

2．リスク分析（リスクアナリシス）
5章の「F 環境リスクの評価」を参照．

食品添加物

1．定義
　食品衛生法で「食品の製造過程において，または食品の加工もしくは保存の目的で食品に添加，混和，浸潤，その他の方法によって使用

するもの」と定める．厚生労働大臣が指定．

2．種類

指定添加物，既存添加物，天然香料，一般飲食物添加物の4種類．

3．安全性

(1) 1日摂取許容量 (ADI)

ADIを定めて使用する．

(2) 使用基準と成分規格

①使用基準：使用できる食品，使用量や使用濃度，使用方法，使用目的を制限する．

②成分規格：純度や性状などとそれらの試験法を定める．

食品に残留する物質の規制

1．農薬，飼料添加物，動物用医薬品

残留基準や暫定基準がある農薬等は各々の基準で規制．残留基準や暫定基準がない農薬等はすべての食品を対象にポジティブリスト制度の一律基準値 (0.01 ppm) で規制．不適合の食品は流通禁止．ただし，残留基準がない抗生物質や合成抗菌薬は食品に含有されてはならない．

2．放射性物質

内部被曝による健康被害を防ぐために，年間被曝線量を1 mSv として食品中の放射性セシウムの基準値 (Bq/kg) を定めている．

食品群	飲料水	牛乳	一般食品	乳児用食品
基準値 (Bq/kg)	10	50	100	50

食中毒

食中毒とは，有害な物質を含む食品や容器に起因する急性の健康障害のことである．

 ## 食中毒の発生状況〔平成28年 ('16)〕

1．件数，患者数，死者数

事件数は1,139件，患者数は20,252人，死者数は14人，罹患率は16.0人（人口10万対），1事件あたりの患者数は17.8人．

2．月別発生件数

夏季は細菌性食中毒の発生が，冬季はノロウイルス食中毒が多い．

3．病因物質別発生件数

事件数はノロウイルスが31.8％，カンピロバクター・ジェジュニ/コリ（*Campylobacter jejuni/C. coli*）が30.5％で多い．患者数はノロウイルスが57.2％で最多．

4．原因食品別発生件数

魚介類が17.1％で多い．

5．原因施設別発生件数

飲食店が事件数の67.8％，患者数の56.9％を占めて最多．

細菌性食中毒

1．細菌性食中毒予防の3原則

①細菌をつけない：手洗い，食品の洗浄・容器への保管，調理器具の洗浄・使い分け．
②細菌を増やさない：低温保存．
③細菌をやっつける：加熱調理，調理器具や食器の消毒．

2．サルモネラ菌属食中毒

哺乳類やは虫類の消化管に生息するネズミチフス菌（*Salmonella* Typhimurium）と腸炎菌（*S.* Enteritidis）が原因菌として重要．
①潜伏期：12～24時間（平均12時間）．
②主症状：腹痛，嘔吐，水様性下痢，38～40℃の発熱．
③原因食品：卵，焼き肉，焼き鳥，うなぎなど．
④予防対策：食品の低温保存と加熱調理．

3．腸炎ビブリオ食中毒

腸炎ビブリオ（*Vibrio parahaemolyticus*）は海水や海産魚介類に存在．
①潜伏期：8～24時間．
②主症状：腹痛，水様性下痢，発熱，嘔吐．
③原因食品：刺身，寿司，魚介加工品などの生の海産魚介類．
④予防対策：食品の低温保存と加熱調理．

4．腸管出血性大腸菌（EHEC）食中毒

原因菌は，O26，O111，O128，O145，O157など．
①潜伏期：4～9日．
②主症状：激しい腹痛，大量の新鮮血が混じった血便．腸管内で産生されるベロ毒素は腸炎や溶血性尿毒症症候群（HUS）を起こす．
③原因食品：牛レバ刺し，焼き肉，井戸水，野菜の浅漬けなど．
④予防対策：食品の低温保存と加熱調理．

5．ウェルシュ菌食中毒

ウェルシュ菌（*Clostridium perfringens*）が腸管で芽胞形成時に産生する易熱性エンテロトキシンが原因．
- ①潜伏期：6〜12時間．
- ②主症状：下痢と腹痛．嘔吐や発熱はまれ．
- ③原因食品：カレーなどの煮込み料理，麺のつけ汁など．
- ④予防対策：調理後直ちに喫食．保存は急冷後10℃以下にする．

6．カンピロバクター食中毒

カンピロバクター・ジェジュニ/コリは，腸内に生息して糞便とともに排出され，食肉や飲料水を汚染．
- ①潜伏期：1〜7日．
- ②主症状：38℃前後の発熱，倦怠感，頭痛，吐き気，腹痛，腐敗臭のある下痢．少ない菌量でも発症．感染後に Guillain-Barré（ギラン・バレー）症候群を起こすことがある．
- ③原因食品：鶏肉の生食，食肉，飲料水，生野菜，牛乳など．
- ④予防対策：食品の低温保存と加熱調理．

7．セレウス菌食中毒

セレウス菌（*Bacillus cereus*）が産生する毒素が原因．

(1) セレウリド（耐熱性毒素）による嘔吐型
- ①潜伏期：30分〜6時間．セレウリドは炭水化物の多い食品で産生．
- ②主症状：吐き気，嘔吐．
- ③原因食品：チャーハンなどの米飯類，スパゲティなどの麺類．

(2) エンテロトキシン（易熱性毒素）による下痢型
- ①潜伏期：8〜16時間．
- ②主症状：下痢，腹痛．
- ③原因食品：食肉，野菜，スープ，弁当など．
- ④予防対策：調理後直ちに喫食．保存は急冷後10℃以下にする．

8．黄色ブドウ球菌食中毒

黄色ブドウ球菌（*Staphylococcus aureus*）が産生する耐熱性のエンテロトキシンが原因．
- ①潜伏期：1〜5時間（平均3時間）．
- ②主症状：吐き気，嘔吐，腹痛，下痢．
- ③原因食品：乳・乳製品，卵製品，肉，おにぎり，弁当など．
- ④予防対策：手の洗浄と消毒，手袋・帽子・マスクの着用，低温保存．加熱調理では毒素は分解されない．

9．ボツリヌス菌食中毒

ボツリヌス菌（*Clostridium botulinum*）が産生する毒素が原因．
① 潜伏期：8〜36時間．
② 主症状：吐き気，嘔吐，筋力低下，脱力感，頭痛，腹痛，下痢，便秘，視力障害，発声困難，呼吸困難などの神経障害．
③ 原因食品：いずし，カラシレンコン，食肉製品，缶詰，瓶詰など．乳児ボツリヌス症は，蜂蜜，コーンシロップが原因．
④ 予防対策：120℃，4分以上加熱．

🫘 ウイルス性食中毒

1．ノロウイルス

ノロウイルスは，ヒトの腸管内でのみ増殖して糞便に排出される．汚染食品の摂取やヒトからヒトへと感染して発症．冬季に発生が多い．
① 潜伏期：24〜48時間．100個以下のウイルス量でも感染する．
② 主症状：水様性の下痢，吐き気，嘔吐，腹痛，38度以下の発熱．
③ 原因食品：ノロウイルスを含む糞便で汚染された水や食品全般．
④ 予防対策：手洗いの徹底．85〜90℃，90秒間以上の加熱．

🫘 寄生虫性食中毒

1．アニサキス食中毒

アニサキス（*Anisakis*）は，寄生虫性食中毒では事件数が最も多い．
① 症状：
- 急性胃アニキサス症：食後数時間後から十数時間後に心窩部の激痛，悪心，嘔吐を示す．
- 急性腸アニサキス症：食後十数時間後から激しい下腹部痛を示す．

② 原因食品：サケ，サバ，タラ，イカなどの魚介類の生食．
③ 予防対策：60℃で1分以上の加熱，−20℃で24時間以上の冷凍．

🫘 自然毒食中毒

事件数は毒キノコによるものが多い．死亡者数はフグによるものが多い．

1．キノコ中毒

キノコ中毒は9〜10月に多発．
① アマトキシン：タマゴテングタケ，ドクツルタケ．嘔吐，腹痛，水様性下痢を示し，肝障害，腎障害を起こして死に至る．

②ムスカリン：ドクスギタケ．唾液過多，多汗，嘔吐，下痢，瞳孔収縮，血圧低下など副交感神経刺激症状を示す．
③イルージンS：ツキヨタケ．胃腸炎症状を起こす．
④イボテン酸：テングダケ，ベニテングダケ．視力障害，幻覚，精神錯乱，痙攣，意識喪失を起こす．

2．ソラニン中毒

ソラニンは，ジャガイモの新芽や緑色部分に含まれる．通常の加熱調理では分解されない．食後，数分〜1時間後から，嘔吐，腹痛，下痢，脱力感，めまいを示す．

3．青酸含有植物中毒

未熟な青梅の種子に含まれるアミグダリン，ビルマ豆や五色豆に含まれるリナマリンから青酸が生成され，昏睡，痙攣などの神経症状や呼吸困難を起こす．

4．マイコトキシン（カビ毒）食中毒

①麦角菌（*Claviceps purpurea*）：エルゴタミンなどのアルカロイドが原因．急性症状は嘔吐，腹痛，下痢，知覚異常，痙攣．慢性症状は四肢屈筋の強直性収縮，四肢の壊死．
②ペニシリウム属：*Penicillium toxicarium* の寄生で神経毒性，貧血を起こす在来黄変米．*P. islandicum* の寄生で肝硬変や肝がんを起こすイスランジア黄変米．

5．アフラトキシン

Aspergillus flavus が産生するカビ毒．ナッツ類，穀類，香辛料，乳製品などを汚染．270℃以上で分解，肝障害や肝発がん性がある．アフラトキシンの総量が 10 µg/kg を超えた食品は流通禁止．

6．フグ毒

フグ毒のテトロドトキシンは卵巣や肝臓に多く，種類によっては，精巣，皮，筋肉にも含まれる．通常の加熱調理では無毒化できない．
①潜伏期：30分〜5時間．
②症状：口唇周辺，舌，指先の知覚麻痺，次いで嘔吐，知覚麻痺，言語障害が起こる．さらに，全身の骨格筋が弛緩し，発声困難，血圧低下，呼吸困難となる．そして，意識消失，呼吸停止，心拍停止，死に至る．

7．貝毒

①麻痺性貝毒（PSP）：サキシトキシン，ネオサキシトキシン，ゴニオトキシンなどが二枚貝の中腸腺に蓄積．口唇，舌，指先の知覚

麻痺，全身の麻痺，呼吸困難．原因食品は，ホタテガイ，ムラサキイガイ，アサリ，カキなど．
②下痢性貝毒（DSP）：オカダ酸，ディノフィシストキシンが二枚貝の中腸腺に蓄積．下痢，吐き気，嘔吐，腹痛．数日で回復．原因食品は，ホタテガイ，アサリ，ムラサキイガイ，イガイなど．

8．シガテラ毒魚（南方産有毒魚）
①シガテラ（ciguatera）：熱帯・亜熱帯海域のサンゴ礁周辺に生息する有毒魚を摂食して発生する疾病の総称．
②毒化の機序：シガトキシンとその類縁物質が，食物連鎖を介して魚類に蓄積して耐熱性のシガテラ毒素となる．
③症状：嘔吐，下痢，腹痛，徐脈，血圧低下，筋肉痛，関節痛，しびれ，ドライアイスセンセーション．
④原因食品：オニカマス，バラハタ，カンパチ，ヒラマサなど．

化学性食中毒

1．ヒスタミンによるアレルギー様食中毒
モルガン菌（*Morganella morganii*），大腸菌，ウェルシュ菌などによってマグロ，サバ，カツオ，アジ，サンマ，イワシなどの赤身の魚に多いヒスチジンからヒスタミンが生成され，アナフィラキシー型アレルギーに似た症状を起こす．

食品監視

食品衛生法に基づいて，検疫所の食品衛生監視員は輸入食品の監視，保健所の食品衛生監視員は食品工場，飲食店などの監視を行う．

輸入食品

①食品を輸入する場合は，検疫所に食品等輸入届出書を提出．
②食品衛生法に違反している場合は輸入できない．

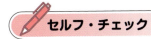 セルフ・チェック

A 次の文章で正しいものに○，誤っているものに×をつけよ．

1. 日本人の食事摂取基準は地域保健法により5年ごとに策定する．
2. 推奨量（RDA）はほとんどの人が充足する量である．
3. 国民生活基礎調査は身体，栄養素等摂取量，生活習慣の状況を毎年調査する．
4. 日本人のエネルギー摂取に占める脂質の割合は25％を超える．
5. カルシウム摂取量は推奨量を満たしている者が多い．
6. 食塩摂取量は減少傾向にある．
7. 食品の安全確保においてリスク評価は厚生労働省が担当する．
8. 指定添加物は厚生労働大臣が指定する．
9. ポジティブリスト制度はすべての食品を対象に農薬等を一律基準で規制する．
10. 生卵はセレウス菌食中毒の原因となる．
11. 生の淡水産魚介類は腸炎ビブリオの原因となる．
12. サルモネラ菌はベロ毒素を産生する．
13. 腸管出血性大腸菌は溶血性尿毒症症候群（HUS）を起こす．
14. 焼き肉は腸管出血性大腸菌食中毒の原因となる．
15. カレーなどの煮込み料理はウェルシュ菌食中毒の原因となる．
16. カンピロバクター食中毒はGuillain-Barré症候群を起こすことがある．
17. 鶏肉はカンピロバクター食中毒の原因となる．

A 1-×（健康増進法），2-○，3-×（国民健康・栄養調査），4-○，5-×（推奨量未満の者が多い），6-○，7-×（食品安全委員会），8-○，9-×（残留基準や暫定基準があるものは対象外），10-×（サルモネラ菌），11-×（海産魚介類），12-×（腸管出血性大腸菌），13-○，14-○，15-○，16-○，17-○

18. セレウリドは下痢型食中毒を起こす． □ □
19. 黄色ブドウ球菌エンテロトキシンは易熱性である． □ □
20. 蜂蜜は乳児ボツリヌス症の原因となる． □ □
21. ノロウイルス食中毒の予防には75℃で1分間の加熱が有効である． □ □
22. ノロウイルスはヒトの腸管内でのみ増殖する． □ □
23. アニサキス食中毒の予防には－20℃，24時間以上の冷凍が有効である． □ □
24. ヒスタミンによるアレルギー様食中毒は白身魚が原因となる． □ □
25. 保健所の食品衛生監視員は飲食店などを監視する． □ □

B

1．平成28年の食中毒の発生について正しいのはどれか．
- □ ① 病因物質別事件数はサルモネラ菌が最も多い．
- □ ② 病因物質別患者数はカンピロバクター・ジェジュニ/コリが最も多い．
- □ ③ 原因施設別発生件数は飲食店が最も多い．
- □ ④ 原因食品別発生件数は肉類が最も多い．
- □ ⑤ 冬季は腸炎ビブリオ食中毒の割合が最も高い．

2．食品とそれに含まれる毒素の組合せで誤っているのはどれか．
- □ ① フ グ ――――――― テトロドトキシン
- □ ② ジャガイモ ――――― ソラニン
- □ ③ 青 梅 ――――――― アフラトキシン
- □ ④ ホタテガイ ――――― サキシトキシン
- □ ⑤ タマゴテングタケ ――― アマトキシン

A 18-×（嘔吐型），19-×（耐熱性），20-○，21-×（85〜90℃で90秒間以上），22-○，23-○，24-×（赤身魚），25-○
B 1-③（①ノロウイルス，②ノロウイルス，④魚介類，⑤ノロウイルス），2-③（アミグダリン）

C 母子保健

学習の目標
- ☐ 母子保健の指標
- ☐ 母子手帳
- ☐ 妊産婦健康診査
- ☐ 乳幼児健康診査
- ☐ 新生児マス・スクリーニング
- ☐ 健やか親子21

母子保健の指標〔平成27年（'15）〕

1. 妊産婦死亡率
妊産婦死亡数÷出産数（または出生数）×10万=2.8（出産10万対），（3.9出生10万対）

2. 死産率
妊娠満12週以後の死産数÷出産数×1,000=22.0（出産千対）
① 人工死産率（11.4出産千対）は，自然死産率（10.6出産千対）より高い．
② 母体保護法による人工妊娠中絶数は，年間176,388件で減少傾向．妊娠満11週以前の人工妊娠中絶が94.4%を占める．

3. 母の年齢階級別死産率
① 自然死産は25～29歳で，人工死産は30～34歳で最低．
② 若年と高齢になるに従い高くなる．

4. 周産期死亡率
（妊娠満22週以後の死産数＋早期新生児死亡数）÷出産数（出生数＋妊娠満22週以後の死産数）×1,000=3.7（出産千対）
死産の割合が高い．

5. 乳児（生後1年未満）死亡率
乳児死亡数÷出生数×1,000=1.9（出生千対）　世界でも低率である．

6. 新生児（生後4週未満）死亡率
新生児死亡数÷出生数×1,000=0.9（出生千対）

7. 早期新生児（生後1週未満）死亡率
早期新生児死亡数÷出生数×1,000=0.7（出生千対）

8. 乳児死亡と新生児死亡の原因
1位：先天奇形・変形・染色体異常

2位：周産期に特異的な呼吸障害および心血管障害
3位（乳児）：乳幼児突然死症候群
3位（新生児）：出血性障害および血液障害

妊産婦，乳幼児健康診査

1．母子保健法
①母性・乳児・幼児の健康の保持・増進を図る．
②保健指導，健康診査，訪問指導，妊娠の届出，母子健康手帳の交付，低出生体重児の届出などを定める．多くが市区町村の事業．

2．母子健康手帳
①目的：妊娠期から乳幼児期までの母子の健康管理に役立てる．
②交付：妊娠の届出を受け市区町村が交付．
③内容：出生届出済証明，妊婦の健康状態，妊娠の経過，出産の状態，母親学級受講記録，乳幼児健康診査，予防接種の記録など．

3．妊産婦・乳幼児の保健指導
乳幼児健診や育児相談時．生後4カ月までの乳児がいるすべての家庭を訪問する乳児家庭全戸訪問事業．必要に応じて，新生児・未熟児・妊産婦を訪問指導．

4．妊産婦健康診査
問診・診察，子宮底長，腹囲，血圧，浮腫，尿糖・尿蛋白，体重，必要に応じて超音波検査，血液検査．

5．乳幼児健康診査
（1）乳児健康診査
先天異常などの疾病の早期発見，健康な発達のための養護，栄養指導を目的に，問診，診察，尿検査，血液検査等を実施．

（2）1歳6カ月児健康診査
発達の遅れの早期発見．心身障害，う歯の予防，身体発育状況，栄養状態，身体異常，四肢運動障害，言語障害の検査を実施．

（3）3歳児健康診査
1歳6カ月児健康診査の項目に加えて，視聴覚障害の早期発見．

6．低出生体重児
①定義：2,500g未満の児．
②届出：保護者が保健所に届出．
③対策：必要に応じて，訪問指導．

7．養育医療
①対象者：入院治療が必要な未熟児．
②給付：指定養育医療機関での医療費を公費負担．市区町村が実施．
8．栄養の摂取に関する援助
市区町村は，妊産婦，乳幼児に必要な栄養の摂取の援助に努める．
9．母子健康包括支援センター
市区町村は，必要に応じて母子健康包括支援センターの設置に努める．

3 新生児マス・スクリーニング

1．目的
先天性代謝異常などの疾患を早期発見・早期治療することで，知的障害などの心身障害を予防する．
2．対象者
生後1週前後に踵から採血．
3．対象疾患
①クレチン症，先天性副腎過形成症，ガラクトース血症，フェニルケトン尿症，ホモシスチン尿症，メープルシロップ尿症など19疾患以上．自治体で異なる．
②クレチン症が最も発見率が高い．

4 健やか親子21（第2次：2015〜2024年）

1．目指す姿：すべての子供が健やかに育つ社会
①2001年に開始した，母子健康水準の向上を目的とする国民運動計画．
②安心して子供を産んで育てる社会基盤整備，少子化対策．
2．3つの基盤課題
①切れ目ない妊産婦・乳幼児への保健対策．
②学童期・思春期から成人期に向けた保健対策．
③子どもの健やかな成長を見守り育む地域づくり．
3．2つの重点課題
①育てにくさを感じる親に寄り添う支援．
②妊娠期からの児童虐待防止対策．

セルフ・チェック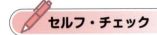

A 次の文章で正しいものに○，誤っているものに×をつけよ．

	○	×
1. 死産率は妊娠満1週以後の死産を対象とする．	□	□
2. 母の年齢階級別自然死産率は25〜29歳が最低である．	□	□
3. 周産期死亡数は妊娠満22週以後の死産数と新生児死亡数の合計である．	□	□
4. 乳児死亡の原因は乳幼児突然死症候群が最も多い．	□	□
5. 日本の乳児死亡率は世界的にも低い．	□	□
6. 乳児家庭全戸訪問事業は生後12カ月までの乳児がいるすべての家庭を訪問する．	□	□
7. 妊産婦健康診査では尿蛋白の検査がある．	□	□
8. 1歳6カ月児健康診査の目的に発達の遅れの早期発見がある．	□	□
9. 3歳児健康診査の目的に視聴覚障害の早期発見がある．	□	□
10. 育成医療は入院治療が必要な未熟児を対象とする．	□	□
11. 新生児マス・スクリーニングでは先天性副腎過形成症の発見率が最も高い．	□	□
12. 健やか親子21（第2次）の重点課題に育てにくさを感じる親に寄り添う支援がある．	□	□

B

1．母子保健法について正しいのはどれか．
- □ ① 妊娠した者は妊娠3カ月以後に届け出る．
- □ ② 保健所に妊娠を届け出る．
- □ ③ 保健所は母子健康手帳を交付する．
- □ ④ 1歳6カ月児と3歳児に定期健康診断を行う．
- □ ⑤ 低出生体重児は分娩に立ち会った医師や助産師が届け出る．

A 1-×（妊娠満12週以後），2-○，3-×（妊娠満22週以後の死産数と早期新生児死亡数の合計），4-×（先天奇形・変形・染色体異常），5-○，6-×（生後4カ月），7-○，8-○，9-○，10-×（養育医療），11-×（クレチン症），12-○
B 1-④（①すみやかに届け出る，②市区町村，③市区町村，⑤保護者）

D 学校保健

学習の目標
- [ ] 保健教育
- [ ] 保健管理
- [ ] 学校伝染病
- [ ] 学校精神保健
- [ ] 学校安全
- [ ] 健康診断
- [ ] 体格・体力

保健教育・保健管理

1. 学校保健とは
① 文部科学省設置法で,学校保健とは「学校における保健教育と保健管理」と定める.
② 対象:幼稚園児,児童,生徒,学生,教職員.

2. 保健教育
① 学校教育法に基づく教育活動.
② 保健学習と保健指導がある.

3. 保健管理
① 内容:健康診断,健康相談,学校環境衛生,感染症予防など.
② 関係職員:校長,保健主事,養護教諭,栄養教諭,学校医,学校歯科医,学校薬剤師.

学校伝染病

1. 学校において予防すべき感染症の予防
(1) 出席停止
校長が,感染症に罹患している者や疑いがある者に命じる.
(2) 臨時休業
学校の設置者が,学校の全部または一部を休業する.
(3) 消毒等の適当な処置

2. 出席停止の期間の基準
(1) 第1種
① 疾患:感染症法による1類感染症と結核以外の2類感染症.

②出席停止期間：治癒するまで．
(2) 第2種
①疾患：空気感染や飛沫感染し，学校で流行を広げる可能性が高いもの．
②出席停止期間：
- インフルエンザ（特定鳥インフルエンザ，新型インフルエンザ等感染症を除く）：発症した後5日を経過し，かつ，解熱した後2日（幼児は3日）を経過するまで．
- 百日咳：特有の咳が消失するまで．または5日間の適正な抗菌薬による治療が終了するまで．
- 麻疹：解熱した後3日を経過するまで．
- 流行性耳下腺炎：耳下腺，顎下腺，舌下腺の腫脹が発現した後5日を経過し，かつ，全身状態が良好になるまで．
- 風疹：発疹が消失するまで．
- 水痘：すべての発疹が痂皮化するまで．
- 咽頭結膜熱：主要症状が消退した後2日を経過するまで．
- 結核，髄膜炎菌性髄膜炎：病状により学校医その他の医師が感染のおそれがないと認めるまで．

(3) 第3種
①疾患：学校教育活動を通じ，学校で流行を広げる可能性があるもの．コレラ，細菌性赤痢，腸管出血性大腸菌感染症，腸チフス，パラチフス，流行性角結膜炎，急性出血性結膜炎，その他．
②出席停止期間：病状により学校医その他の医師が感染のおそれがないと認めるまで．

 ## 3 学校精神保健

1．思春期
心身に大きな変化が起こり，精神疾患が発症しはじめる時期．
2．精神疾患との関連
いじめ，不登校，危険ドラッグなどの薬物乱用．
3．対策
いじめ防止や精神疾患の知識の習得・普及．保健体制の整備．

4 学校安全

1．学校安全とは
文部科学省設置法で，学校安全とは「学校における安全教育と安全管理」と定める．
（1）安全教育
安全学習と安全指導がある．
（2）安全管理
対人管理，対物管理，安全確保がある．

2．学校管理下での事故等
①負傷・疾病の種類：保育所・幼稚園・小学校では挫傷・打撲，中学校・高校・高等専門学校では骨折が最多．
②死亡見舞金給付件数：突然死，頭部外傷，窒息死が多い．

5 健康診断

保健管理の一つで，学校保健安全法に基づく．

1．就学時の健康診断
①時期：就学4カ月前（支障がない場合は3カ月前）までに実施．
②事後措置：治療の勧告，就学義務の猶予・免除．

2．児童・生徒等の定期健康診断
①時期：毎学年6月30日までに実施．
②事後措置：疾病の予防処置，治療の指示，運動・作業の軽減．

3．職員の健康診断
事業所の定期健康診断に相当．

4．児童・生徒等の定期健康診断結果
近年の被患率は，幼稚園と小学校ではう歯が，中学校と高校では裸眼視力1.0未満が最も多い．

5．体格・体力
①体格の推移：第二次大戦後伸びてきたが，近年は横ばいである．
②発育交差：身長や体重は男子が女子を上回るが，身長では10〜11歳で女子が男子を上回る．
③運動能力の推移：敏捷性・体力・瞬発力は向上しているが，筋持久力・柔軟性は低下している．

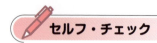

セルフ・チェック

A 次の文章で正しいものに○，誤っているものに×をつけよ．

	○	×
1. 学校保健は保健教育と保健管理からなる．	□	□
2. 学校保健の対象に保育園児が含まれる．	□	□
3. 結核は学校で予防すべき感染症の第2種である．	□	□
4. 出席停止は校長が命じる．	□	□
5. 臨時休業は校長が行う．	□	□
6. 学校安全は安全教育と安全指導からなる．	□	□
7. 学校管理下での負傷・疾病は中学校では骨折が最も多い．	□	□
8. 麻疹の出席停止期間は発症後5日を経過し，かつ解熱した後2日を経過するまでである．	□	□
9. 就学時の健康診断は就学4カ月前までに実施する．	□	□
10. 安全管理に対物管理がある．	□	□
11. 10～11歳の身長は女子が男子を上回る．	□	□
12. 運動能力の年次推移では瞬発力が低下している．	□	□

B

1．平成28年の中学校の疾病・異常の被患率が最も高いのはどれか．
- □ ① 裸眼視力1.0未満
- □ ② 耳疾患
- □ ③ 鼻・副鼻腔疾患
- □ ④ う　歯
- □ ⑤ 心電図異常

A 1-○，2-×（幼稚園児），3-○，4-○，5-×（学校の設置者），6-×（安全教育と安全管理），7-○，8-×（インフルエンザ．麻疹は解熱後3日を経過するまで），9-○，10-○，11-○，12-×（敏捷性・体力・瞬発力は向上）
B 1-①（①54.6％で最も高い．②4.5％，③11.5％，④37.5％，⑤3.3％）

E 成人保健

学習の目標
- 生活習慣病
- がんの死亡
- がんの危険因子
- がん対策
- 虚血性心疾患の死亡
- 虚血性心疾患の危険因子
- 虚血性心疾患対策
- 脳血管疾患の死亡
- 脳血管疾患の危険因子
- 脳血管疾患対策
- 糖尿病の危険因子
- 糖尿病対策
- 国民健康づくり対策
- 健康日本21

1 生活習慣病の発症と予防，リスクファクター

生活習慣病とは

1．成人病
①特徴：40歳前後から罹患や死亡が増加する疾患群．
②予防：早期発見・早期治療を行う二次予防が中心．
③疾患：がん，心臓病，脳血管疾患，糖尿病など．

2．生活習慣病
①特徴：生活習慣が発症・進行に関与する疾患群．
②予防：生活習慣改善による一次予防が中心．
③疾患：がん，心臓病，脳血管疾患，糖尿病など．

がん（悪性新生物）

1．死亡
①がんの死因順位：昭和56年以降，第1位．
②死亡が多いがん：男は肺がん，女は大腸がん．
③年齢調整死亡率の推移：
- 胃がん：男女ともに昭和40年代から大きく低下．
- 大腸がん：男女ともに昭和30年代から上昇したが，近年は横ばい．
- 肺がん：男女ともに平成10年頃まで上昇したが，近年は微減．

- 乳がん：昭和40年代から上昇傾向．
- 子宮がん：昭和30年代から低下傾向だが，近年は横ばい．
- 肝がん：男は昭和50年代から上昇傾向，女は低下傾向．
- 膵がん：男女ともに上昇傾向．

2．危険因子と予防因子
① 肺がん：喫煙，受動喫煙，石綿．
② 肝がん：HBV感染，HCV感染，飲酒，喫煙，肥満，糖尿病．予防因子はコーヒー．
③ 胃がん：喫煙，ヘリコバクター・ピロリ感染，食塩．
④ 大腸がん：飲酒，肥満．予防因子は運動．
⑤ 乳がん：閉経後の肥満．
⑥ 食道がん：飲酒，喫煙，熱い飲食物．予防因子は野菜と果実．
⑦ 膵がん：喫煙，糖尿病．
⑧ 子宮頸がん：喫煙，HPV16/18感染．

3．対策
がん対策基本法：がんの予防と早期発見の推進，がん医療の均てん化の促進，がん研究の推進，がん登録の推進．

心疾患

1．死亡
(1) 年齢調整死亡率の推移
① 心疾患：昭和45年頃までは上昇したが，それ以降は低下傾向．
② 虚血性心疾患：昭和45年以降は低下傾向．

2．虚血性心疾患の危険因子
喫煙，高血圧，糖尿病，高LDL-コレステロール，低HDL-コレステロール，ストレス，運動不足，肥満，食塩過剰摂取．

3．対策
① 危険因子の回避を目指した一次予防．
② 高血圧，脂質異常症の減少．
③ 救命救急センターの整備．

脳血管疾患（脳卒中）

1．死亡
① 死亡が多い脳血管疾患：男女ともに脳梗塞．
② 年齢調整死亡率の推移：

- 脳血管疾患：昭和40年頃までは上昇したが，それ以降は低下．
- 脳出血：昭和30年以降，低下．
- 脳梗塞：昭和45年頃までは上昇したが，それ以降は低下．
- くも膜下出血：平成7年頃までは上昇したが，それ以降は低下．

2．危険因子
① 脳梗塞：高血圧，喫煙，糖尿病，運動不足，食塩過剰摂取．
② 脳出血：高血圧，飲酒，ストレス，寒冷，食塩過剰摂取，低LDL-コレステロール．

3．対策
① 危険因子の回避を目指した一次予防．
② 食品の食塩含有量の低減と食塩摂取量の減少．
③ 知識の普及．
④ 急性期医療とリハビリテーションの充実．
⑤ 救命救急センターの整備．

糖尿病

1．死亡
年齢調整死亡率の推移：昭和50年頃までは上昇したが，それ以降は低下傾向．

2．危険因子
肥満，喫煙，過食，運動不足，ストレス，高脂肪食，家族歴．

3．対策
① 運動，食事等の生活習慣改善による一次予防．
② 血糖値の適正な管理．
③ 治療中断者の減少．
④ 合併症の減少．

2 国民健康づくり対策

積極的な国民健康づくり対策の歴史

1．第1次国民健康づくり対策：昭和53年〜
生涯を通じた予防・健診体制の整備：妊産婦・乳幼児健康診査，老人保健事業，市町村保健センター設置など．

2. 第2次国民健康づくり対策（アクティブ80ヘルスプラン）：昭和63年〜

生活習慣改善による疾病予防，健康増進を推進．

3. 第3次国民健康づくり対策（健康日本21）：平成12年〜

①健康日本21（21世紀における国民健康づくり運動）の目標：健康寿命の延伸，壮年期死亡の減少，生活の質の向上．
②基本方針：一次予防重視，健康づくりを支援する環境整備．

4. 第4次国民健康づくり対策〔健康日本21（第2次）〕：平成24年〜

健康日本21（第2次）（21世紀における第2次国民健康づくり運動）の目標：健康寿命の延伸，健康格差の縮小，生活習慣病の発症予防と重症化予防の徹底，社会生活を営むのに必要な機能の維持・向上，健康を守り支える社会環境の整備．

健康日本21（第2次）の目標

健康日本21（第2次）では，健康寿命の延伸，健康格差の縮小，生活習慣病の予防（がん，循環器疾患，糖尿病，慢性閉塞性肺疾患），生活習慣の改善（栄養・食生活，身体活動・運動，休養，飲酒，喫煙，歯・口腔の健康），社会生活を営むために必要な機能の維持・向上（心の健康，次世代の健康，高齢者の健康），健康を支え守るための社会環境の整備の各分野に具体的な数値目標を定めている．

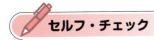

セルフ・チェック

A 次の文章で正しいものに○, 誤っているものに×をつけよ.

	○	×
1. 死亡者数が多いがんは, 男は肺がん, 女は胃がんである.	□	□
2. 胃がんの年齢調整死亡率は低下傾向にある.	□	□
3. 乳がんの年齢調整死亡率は上昇傾向にある.	□	□
4. 膵がんの年齢調整死亡率は男女ともに低下傾向にある.	□	□
5. がん患者の登録が実施されている.	□	□
6. 虚血性心疾患の年齢調整死亡率は上昇傾向にある.	□	□
7. 低LDL-コレステロールは虚血性心疾患の危険因子である.	□	□
8. 糖尿病は虚血性心疾患の危険因子である.	□	□
9. 脳血管疾患による死亡は脳出血によるものが最も多い.	□	□
10. 脳梗塞の年齢調整死亡率は上昇傾向にある.	□	□
11. 喫煙は脳梗塞の危険因子である.	□	□
12. 飲酒は脳出血の危険因子である.	□	□
13. 糖尿病の年齢調整死亡率は上昇傾向にある.	□	□
14. 肥満は糖尿病の危険因子である.	□	□

B

1. がんと危険因子の組合せで正しいのはどれか.
   - □ ① 肝がん ――――― コーヒー
   - □ ② 胃がん ――――― 食 塩
   - □ ③ 大腸がん ――――― 運 動
   - □ ④ 食道がん ――――― 肥 満
   - □ ⑤ 子宮体がん ――――― HPV16/18

A 1-×(女は大腸がん), 2-○, 3-○, 4-×(上昇傾向), 5-○, 6-×(低下傾向), 7-×(低HDL-コレステロール, 高LDL-コレステロール), 8-○, 9-×(脳梗塞), 10-×(低下傾向), 11-○, 12-○, 13-×(低下傾向), 14-○
B 1-②(②胃がんの危険因子は喫煙, ヘリコバクター・ピロリ感染, 食塩. ①肝がんの危険因子はHBV感染, HCV感染, 飲酒, 喫煙, 肥満, 糖尿病. コーヒーは予防因子. ③大腸がんの危険因子は飲酒, 肥満. 運動は予防因子. ④食道がんの危険因子は飲酒, 喫煙, 熱い飲食物. 予防因子は野菜と果実. ⑤HPV16/18感染は子宮頸がんの危険因子)

F 老人保健

学習の目標
- 特定健康診査
- 特定保健指導
- 市区町村の健康増進事業
- 医療介護総合確保推進法
- 地域包括ケアシステム
- 介護保険施設

高齢者保健福祉対策

1．特定健康診査・特定保健指導
①高齢者の医療の確保に関する法律（高齢者医療確保法）に基づく．
②実施義務者：医療保険者．
③目的：メタボリックシンドローム（内臓脂肪症候群）に着目した健康診査・保健指導を行い，生活習慣病を予防．
④対象者：40～74歳の被保険者と被扶養者．

2．特定健康診査と特定保健指導の概要
特定健康診査結果で受診者を階層化し，必要な保健指導を実施．

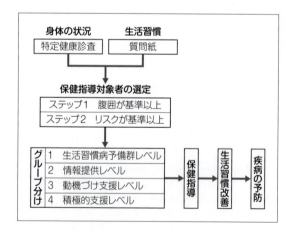

(1) 特定健康診査の項目

基本項目	質問表(服薬歴，喫煙歴等) 身体計測(身長，体重，BMI，腹囲) 血圧 理学的検査(身体診察) 検尿(尿糖，尿蛋白) 血中脂質(中性脂肪，LDL-コレステロール，HDL-コレステロール) 血糖(空腹時血糖またはHbA1c) 肝機能(AST，ALT，γ-GT)
一定の基準の下，医師が必要と認めた場合	心電図 眼底検査 貧血検査(赤血球，血色素量，ヘマトクリット値)

(2) 特定保健指導対象者選定の流れ

・ステップ1 腹囲測定

分類	腹囲
(1)	男性は85cm以上，女性は90cm以上
(2)	男性は85cm未満，女性は90cm未満で，かつBMIが25以上

・ステップ2 リスク数のカウント

血糖(いずれかに該当)	・空腹時血糖100mg/dL以上 ・HbA1c 5.6%以上 ・薬剤治療を受けている場合
脂質(いずれかに該当)	・中性脂肪150mg/dL以上 ・HDL-コレステロール40mg/dL未満 ・薬剤治療を受けている場合
血圧(いずれかに該当)	・収縮期血圧130mmHg以上 ・拡張期血圧85mmHg以上 ・薬剤治療を受けている場合
喫煙歴	血糖，脂質，血圧のうち1つ以上該当の場合にのみカウント

(3) 特定保健指導のグループ分け

ステップ1の分類	ステップ2のリスク該当数
(1)の場合	2以上：積極的支援レベル 1　　：動機づけ支援レベル 0　　：情報提供レベル
(2)の場合	3以上：積極的支援レベル 1〜2：動機づけ支援レベル 0　　：情報提供レベル

対象者の例外
・服薬中の者は，特定保健指導の対象としない．
・前期高齢者(65〜74歳)は，積極的支援レベルでも動機づけ支援とする．

3. 市区町村の健康増進事業

健康増進法に基づき，歯周疾患検診，骨粗鬆症検診，肝炎ウイルス検診，がん検診，健康手帳の交付，健康教育，健康相談，機能訓練，訪問指導などを行う．

4. 地域包括ケアシステムの構築

① 地域における医療及び介護の総合的な確保を推進するための関係法律の整備等に関する法律〔医療介護総合確保推進法：平成26年（'14）〕，医療法，介護保険法に基づく．

② 地域包括ケアシステム：医療，介護，福祉サービスを含めた生活支援を日常生活の場で提供できるようにする体制．医療，介護，予防，住まい，見守り・配食・買い物などの生活支援の5つの取り組み．

在宅医療

1. 在宅医療の提供

(1) 在宅医療提供体制の整備

訪問診療，訪問看護，訪問歯科診療，訪問薬剤指導，機能強化型訪問看護ステーション，褥瘡対策など．

2. 介護保険施設

(1) 介護老人福祉施設

特別養護老人ホームを指す．寝たきりや認知症のために常時介護が必要で，自宅での生活が困難な人に生活全般の介護を行う施設．

(2) 介護老人保健施設

病状安定期にあり入院治療の必要はないが，看護，介護，リハビリを必要とする高齢者を対象に，慢性期医療と機能訓練を行い，在宅への復帰を目指す施設．

(3) 介護療養型医療施設

脳卒中や心臓病などの急性期の治療が終わり，病状安定期にある要介護高齢者を対象にした長期療養施設．

(4) 介護医療院

長期療養が必要な要介護者に，療養上の管理，看護，医学管理の下で，介護，機能訓練，必要な医療，日常生活上の世話を行う施設．

セルフ・チェック

A 次の文章で正しいものに○，誤っているものに×をつけよ．

	○	×
1. 特定健康診査の項目に肝機能検査がある．	□	□
2. 特定保健指導対象者選定のステップ1の基準に腹囲が男性は90cm以上，女性は85cm以上がある．	□	□
3. 特定保健指導対象者選定のステップ2の項目にHbA1c 5.6%以上がある．	□	□
4. 特定保健指導対象者選定のステップ2の項目にLDL-コレステロール140mg/dL以上がある．	□	□
5. 市区町村の健康増進事業は地域保健法に基づく．	□	□
6. 市区町村の健康増進事業にがん検診がある．	□	□
7. 市区町村の健康増進事業に骨粗鬆症検診がある．	□	□
8. 地域包括ケアシステムは医療，介護，福祉サービス等の生活支援を日常生活の場で包括的に提供する体制である．	□	□
9. 介護医療院は常時介護が必要で自宅での生活が困難な人が対象である．	□	□
10. 介護老人保健施設は慢性期医療と機能訓練を行って在宅復帰を目指す施設である．	□	□

B

1．特定健康診査・特定保健指導について正しいのはどれか．
- □ ① 健康増進法に基づく．
- □ ② 医療保険者が実施する．
- □ ③ 75歳以上が対象である．
- □ ④ 慢性腎臓病に着目した健診である．
- □ ⑤ 服薬中の者は健診結果にかかわらず特定保健指導の対象とする．

A 1-○，2-×（男性は85cm以上，女性は90cm以上），3-○，4-×（HDL-コレステロール40mg/dL未満），5-×（健康増進法），6-○，7-○，8-○，9-×（介護老人福祉施設），10-○

B 1-②（①高齢者の医療の確保に関する法律，③40～74歳の被保険者と被扶養者，④メタボリックシンドローム，⑤服薬中の者は対象としない）

G 精神保健

学習の目標
- [ ] 精神保健福祉法
- [ ] 精神保健福祉対策
- [ ] 精神保健福祉センター
- [ ] 地域の精神保健福祉活動
- [ ] 入院形態
- [ ] 精神保健指定医
- [ ] 薬物依存

1 精神保健福祉対策，精神保健福祉センター

1．精神保健福祉法（精神保健及び精神障害者福祉に関する法律）
①精神障害者の社会参加と地域生活への移行を明示．
②精神障害者保健福祉手帳制度．
③生活訓練施設，授産施設，福祉ホーム，福祉工場の法的位置づけ．
④通院患者リハビリテーションの法制化．
⑤市区町村の役割の明示．
⑥医療費の保険優先化．

2．精神保健福祉の基本方策
入院医療から地域生活中心へ．精神障害者の自立と社会参加の促進．

3．精神保健福祉センター
都道府県が設置．地域の精神保健福祉活動の指導・技術援助．

4．保健所
①機能：地域における精神保健活動の第一線機関．
②業務：実態把握，相談，訪問指導，教育・広報活動など．

5．福祉サービス
①福祉サービス：障害者総合支援法に基づき市区町村が介護等を給付．
②精神科デイケア：精神科医療機関で行う社会復帰支援プログラム．

2 入院形態，精神保健指定医

1．精神保健福祉法に基づく入院の形態
(1) 任意入院
①入院割合53.4%〔平成26年（'14）〕．

②本人の同意に基づく入院.
(2) 措置入院
　①入院割合0.5%〔平成26年('14)〕.
　②2名以上の精神保健指定医の診断.
　③精神障害者であり，入院させなければ自傷他害のおそれがある.
　④都道府県知事が指定病院に入院させる.
　⑤指定医の診察は，一般人の申請，警察の通報，精神科病院の管理者の届出で実施.
(3) 医療保護入院
　①入院割合45.4%〔平成26年('14)〕.
　②1名の指定医の診断.
　③医療や保護のために入院が必要.
　④本人の同意が得られない場合，保護者または扶養義務者の同意を得て行う.
(4) 緊急措置入院
　①1名の指定医の診断.
　②自傷他害のおそれが著しく緊急を要する.
　③72時間以内に限って入院させる.
　④都道府県知事が指定病院に入院させる.
(5) 応急入院
　①1名の指定医の診断.
　②医療や保護のために入院が必要.
　③本人や保護者または扶養義務者の同意が得られない場合.
　④72時間以内に限って入院させる.
2．精神保健指定医
精神保健福祉法に基づき，厚生労働大臣が指定.

3 薬物依存

1．薬物依存を起こす物質
麻薬，覚せい剤，大麻，LSD，アルコール，睡眠薬，風邪薬など.

2．対策
精神保健福祉センター，保健所，専門医療機関などが連携して，依存症対策総合支援事業とアルコール健康障害対策基本法に基づいた医療や支援を行う.

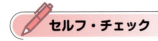

セルフ・チェック

A 次の文章で正しいものに○，誤っているものに×をつけよ．

	○	×
1. 精神障害者保健福祉手帳制度は障害者総合支援法に基づく．	□	□
2. 精神保健福祉センターは市区町村が設置する．	□	□
3. 保健所は精神疾患患者の訪問指導等を行う．	□	□
4. 精神障害者への介護給付は介護保険法に基づく．	□	□
5. 精神障害者への介護給付は市区町村が行う．	□	□
6. 精神疾患による入院では医療保護入院が最も多い．	□	□
7. 措置入院は都道府県知事が指定病院に入院させる．	□	□
8. 医療保護入院は本人や保護者または扶養義務者の同意が得られない場合に適用される．	□	□
9. 精神保健指定医は精神保健福祉法に基づく．	□	□
10. 保健所は薬物依存に関する相談を行っている．	□	□

B

1. 精神保健について正しいのはどれか．
   - □ ① 措置入院は医療法で規定されている．
   - □ ② 措置入院は1名の精神保健指定医の診察により判定する．
   - □ ③ 薬物依存相談は保健所が行う精神保健活動には含まれない．
   - □ ④ 医療保護入院では本人の同意が得られない場合，保護者または扶養義務者の同意を必要とする．
   - □ ⑤ 精神保健福祉センターではアルコール中毒予防事業を行っていない．

A 1-×（精神保健福祉法），2-×（都道府県），3-○，4-×（障害者総合支援法），5-○，6-×（任意入院），7-○，8-×（応急入院），9-○，10-○
B 1-④（①精神保健福祉法，②2名以上，③含まれる，⑤アルコール健康障害対策基本法に基づき実施）

H　産業保健

学習の目標
- □ 労働災害
- □ 業務上疾病
- □ 作業環境管理
- □ 作業管理
- □ 健康管理
- □ 安全衛生管理
- □ 産業医
- □ 衛生委員会
- □ 一般健康診断
- □ 特殊健康診断
- □ 交代制勤務
- □ 産業疲労
- □ 過重労働
- □ トータル・ヘルス・プロモーション・プラン

1 労働災害と業務上疾病

1．労働災害死傷者数
昭和36年（1961年）以降，長期的に減少傾向．

2．業務上疾病
① 昭和40年代以降長期的には減少傾向にあるが，近年は横ばい．
② 負傷に起因する疾病が76％を占め，災害性腰痛が全体の64％〔平成28年（'16）〕．

2 労働衛生管理

1．労働衛生の3管理
労働衛生管理の基本は，作業環境管理，作業管理，健康管理の3管理．
労働衛生教育は，3管理を周知して実践するために不可欠で，雇入れ時，作業変更時，危険業務就労時などに行う．

（1）作業環境管理
作業環境の有害因子を除去・軽減して，良好な環境を確保する．

（2）作業管理
作業の内容や方法を管理して，労働者の健康を確保．

（3）健康管理
健康診断で労働者の健康状態を把握し，必要な事後措置を行う．

2. 安全衛生管理体制
　労働安全衛生法により，安全衛生管理体制の整備は事業者の義務．
(1) 労働安全管理の業務
　健康障害や危険の防止，安全衛生教育，健康保持増進措置・健康診断，労働災害の防止・原因調査・再発防止．
(2) 担当者
　①総括安全衛生管理者：事業を統括管理する者が担当．
　②安全管理者：職場を巡視し，設備や作業の危険防止措置を図る．
　③衛生管理者：週1回以上職場を巡視し，健康障害の防止措置を図る．
　④安全衛生推進者：安全衛生業務の技術的管理を行う．
　⑤衛生推進者：衛生業務の技術的管理を行う．
　⑥産業医：常時使用する労働者が50人以上の事業場で選任．常時500人以上の有害業務や常時1,000人以上の事業場では専任をおく．
　⑦作業主任者：有機溶剤や放射線などの特定の有害業務で選任．
(3) 衛生委員会
　常時50人以上を使用する事業場で設置．
(4) 安全委員会
　林業，鉱業，製造業などの特定の業種で設置．

3 一般健康診断・特殊健康診断

1. 健康診断の種類
(1) 雇入れ時健康診断
　これから従事する労働に適切な健康状態にあることを確認する．
(2) 定期健康診断
　①年1回以上，有害業務従事者は6カ月に1回以上実施する．
　②有所見率は上昇傾向にある．血中脂質が最も高い．
(3) 海外派遣時健康診断
　6カ月以上の海外派遣の前後に実施．
(4) 結核検診
　年1回，全員を対象に実施．
(5) 給食従業員の検便
　雇入れ時と配置換え時に実施．
(6) 特殊健康診断
　①有害業務による職業病予防のために実施．

②検査項目や頻度は，業務により異なる．
　③雇入れ時，配置換え時，就業後6カ月ごと（四アルキル鉛は3カ月ごと，特定化学物質は種類により異なる）．
　④法定特殊健康診断の有所見率は4.4％，指導勧奨による特殊健診の有所見率は8.5％．
(7) 離職時・離職後健康診断
　じん肺や特定化学物質の曝露者を対象に実施．健康管理手帳を交付する．
2．健康診断の事後措置
(1) 医学的措置
　①健康管理区分の決定．
　②要治療者への措置：就業制限・禁止，療養指導，治療経過の把握．
　③有所見者への措置：就業制限，保健指導・教育，配置転換．
(2) 作業環境管理・作業管理の措置
　作業環境や作業を点検し，予防措置を図る．

4　交代制勤務

　生活が不規則になり，不眠症などの睡眠障害，うつなどの精神障害，高血圧などの循環器疾患，疲労の蓄積による労働災害などが起こりやすい．

5　産業疲労，過重労働（過労死）

1．産業疲労
(1) 疲労の種類
　労働によって発生した疲労で，生理的疲労と精神的疲労がある．
(2) 疲労の測定法
　①自覚症状による質問紙での評価．
　②呼吸，脈拍，血圧，筋力などの測定．
　③視覚の鈍化を指標とするフリッカー・テストなど．
2．過労死の定義〔過労死等防止対策推進法（平成26年（'14））〕
　①業務上の過重な負荷による脳血管疾患や心疾患を原因とする死亡．
　②業務上の強い心理的負荷による精神障害を原因とする自殺．

トータル・ヘルス・プロモーション

1．トータル・ヘルス・プロモーション・プラン（THP）

（1）位置づけ
労働安全衛生法による事業者の努力義務で，事業場における労働者の健康保持増進のための指針に基づく．

（2）体制
産業医が健康測定結果に基づいて，健康づくりに関する全般的指導を行う．また，必要に応じて専門スタッフが指導等を行う．

①産業医：健康測定を行い，運動指導票等を作成．
②運動指導：運動指導担当者は，運動指導プログラムの作成と運動指導を行う．運動実践担当者は，運動の実践のための援助を行う．
③保健指導：産業保健指導担当者は生活指導を行う．
④メンタルヘルスケア：心理相談担当者は，リラクゼーションの指導，良好な職場の雰囲気作り等を行う．
⑤栄養指導：産業栄養指導担当者は，食生活の改善指導を行う．

頸肩腕症候群・VDT作業による健康障害

1．頸肩腕症候群
①原因：作業要因（作業速度・密度，姿勢，長時間作業），環境要因（温度，照明，騒音），衛生教育や健康診断の事後措置の不適切．
②職種：打鍵作業，速記，ピアニスト．
③症状：肩こり，筋力低下，腱鞘炎，運動障害，知覚異常，うつ，睡眠障害，Raynaud（レイノー）現象．

2．VDT作業による健康障害
①原因：長時間同じ姿勢でディスプレイを凝視することによる．
②職種：VDT機器を使用する監視・入力業務．
③症状：眼症状（かすみ，流涙，痛み，疲れ），頸肩腕障害，精神的障害（精神不安定，うつ，睡眠障害）．

 VDT作業

ディスプレイ（VDT：visual display terminals）を用いた監視や機器の操作，コンピュータ操作などの作業のこと．

セルフ・チェック

A 次の文章で正しいものに○，誤っているものに×をつけよ．

	○	×
1. 労働災害死傷者数は長期でみると増加傾向にある．	☐	☐
2. 近年の傾向では業務上疾病では精神障害が最も多い．	☐	☐
3. 労働衛生の3管理は，作業環境管理，作業管理，衛生教育である．	☐	☐
4. 安全衛生管理体制の整備は労働基準法に基づく．	☐	☐
5. 産業医は常時使用する労働者が100人以上の事業場で選任する．	☐	☐
6. 定期健康診断は年1回以上実施する．	☐	☐
7. 特殊健康診断は有害業務による職業病予防のために実施する．	☐	☐
8. 法定特殊健康診断の有所見率は指導勧奨によるものより高い．	☐	☐
9. フリッカー・テストは疲労の測定に利用される．	☐	☐
10. 過労は脳血管疾患や心疾患を招く．	☐	☐
11. 運動実践担当者は運動指導プログラムを作成する．	☐	☐
12. VDT作業による健康障害にかすみ目や頸肩腕障害がある．	☐	☐

B

1. 作業管理はどれか．2つ選べ．
   - ☐ ① 代替品の使用
   - ☐ ② 健康診断の実施
   - ☐ ③ 曝露時間の短縮
   - ☐ ④ 個人保護具の使用
   - ☐ ⑤ 局所排気装置の設置

A 1-×（減少傾向），2-×（災害性腰痛），3-×（作業環境管理，作業管理，健康管理），4-×（労働安全衛生法），5-×（50人以上），6-○，7-○，8-×（低い），9-○，10-○，11-×（運動指導担当者），12-○

B 1-③と④（①作業環境管理，②健康管理，⑤作業環境管理）

7 衛生行政

A 衛生行政

> **学習の目標**
> - □ 一般衛生行政
> - □ 厚生労働省
> - □ 都道府県
> - □ 市区町村
> - □ 保健所
> - □ 労働衛生行政
> - □ 環境保全行政

衛生行政は，憲法第25条の責務を果たすために実施する．

(「すべて国民は，健康で文化的な最低限度の生活を営む権利を有する．国は，すべての生活部面について，社会福祉，社会保障及び公衆衛生の向上及び増進に努めなければならない．」)

一般衛生行政

1．厚生労働省
厚生労働省が主管する．

2．都道府県・指定都市
衛生主管部局，保健所，衛生研究所などがある．

3．市区町村
住民の生活に直結した清掃，汚物，じん芥処理などを行う．

4．保健所
(1) 設置
① 地域保健法に基づき，都道府県，指定都市，特別区が設置．
② 地域の公衆衛生の向上と増進を図る地域保健行政の中心機関．

(2) 保健所職員
保健所長は原則医師で，医師，歯科医師，保健師，薬剤師，臨床検査技師，獣医師，管理栄養士など業務に必要な職員をおく．

(3) 保健所の業務
① 地域の特性や関連施策との連携を配慮して，**つぎの表**の事業を行う．

保健所の業務

① 地域保健に関する思想の普及および向上に関する事項
② 人口動態統計その他地域保健に係る統計に関する事項
③ 栄養の改善および食品衛生に関する事項
④ 住宅,水道,下水道,廃棄物の処理,清掃その他の環境の衛生に関する事項
⑤ 医事および薬事に関する事項
⑥ 保健師に関する事項
⑦ 公共医療事業の向上および増進に関する事項
⑧ 母性および乳幼児ならびに老人の保健に関する事項
⑨ 歯科保健に関する事項
⑩ 精神保健に関する事項
⑪ 治療方法が確立していない疾病その他の特殊な疾病により長期に療養を必要とする者の保健に関する事項
⑫ エイズ,結核,性病,伝染病その他の疾病の予防に関する事項
⑬ 衛生上の試験および検査に関する事項
⑭ その他地域住民の健康の保持および増進に関する事項

②所管区域の保健に関する情報の収集・管理・活用,調査,研究.
③歯科疾患や指定する疾病の治療.
④試験・検査の実施と検査施設の提供.
⑤地域の健康危機管理の拠点.

5. 市町村保健センター

(1) 設置

地域保健法に基づき,市町村が設置.

(2) 業務

健康相談,健康指導,健康診査など住民に身近な保健サービスを行い,地域の健康づくりを推進する拠点.

2 労働衛生行政

1. 所管

厚生労働省労働基準局安全衛生部が所管.

(1) 労働局

①厚生労働省直轄の労働局を都道府県に設置.
②地域の事業者を監督する労働基準監督署を指揮.

環境保全行政

1．所管
①環境省が環境保健行政と自然環境の保全対策を主管．
②都道府県では関係部課局や保健所が担当．

B 医療制度，地域保健

1章の「C 医療と社会の状況」を参照．

C 社会保険

学習の目標
- 社会保険
- 医療保険
- 年金保険
- 雇用保険
- 労災保険
- 介護保険

 ### 社会保険

1章の「C 医療と社会の状況」を参照．

 ### 医療保険

1．医療保障制度
①傷病・分娩・死亡などの際に保険給付を行う制度．
②医療費の給付ではなく，医療を直接給付する現物給付が原則．
③国民全員が加入する国民皆保険制度．
④医療保険の種類と一部負担金（1章の「D 医療制度」を参照）．
⑤その他の給付：
- 高額療養費制度：高額な医療費の負担を軽減するために，所得に応じて給付．

- 傷病手当金：傷病で休職した場合の所得保障．

 ## 年金保険

1．国民年金
①対象者：20歳以上のすべての国民．
②運営方式：主に賦課方式．
③年金の種類：高齢者が対象の老齢年金，遺族が対象の遺族年金，障害者が対象の障害年金がある．
④上乗せの年金制度：被用者を対象とした厚生年金，自営業者などを対象とする国民年金基金がある．

 ## 雇用保険

①対象者：公務員を除く雇用者．
②給付対象：失業，育児休業，介護休業．
③目的：生活保障，雇用安定，再就職の援助．

 ## 労災保険（労働者災害補償保険）

①対象者：職種や雇用形態を問わず全労働者．
②給付対象：業務や通勤による負傷，疾病，障害，死亡．
③保険料：事業者が負担．

 ## 介護保険

介護保険法に基づく．

1．保険者・被保険者
①保険者：市区町村．
②被保険者：65歳以上の第1号被保険者と40歳以上65歳未満の医療保険加入者の第2号被保険者．

2．給付対象
①第1号被保険者：要介護や要支援状態．
②第2号被保険者：特定疾病に起因する要介護や要支援状態．

3．給付申請

①被保険者が市区町村に申請．

②介護認定：認定調査による一次判定と主治医の意見書をもとに介護認定審査会で審査・判定（二次判定）．要介護は5段階，要支援は2段階に分類．

③介護サービスの受給：利用者がサービスを選択してケアプランを作成し，サービスを受ける．ケアプランの作成を介護支援専門員（ケアマネージャー）に依頼することもできる．

④介護サービスの種類：

- 介護給付：要介護者を対象に，居宅サービス，施設サービス，地域密着型サービスがある．
- 予防給付：要支援者を対象に，介護予防サービス，地域密着型介護予防サービスがある．

⑤給付費用は，自己負担金，保険料，公費で賄われる．

- 自己負担金を除いて，公費で50％，保険料で50％を負担．

⑥主な介護給付：

a. 居宅サービス：訪問介護，訪問入浴介護，訪問看護，訪問リハビリテーション，居宅療養管理指導，通所介護，通所リハビリテーション，短期入所生活介護，短期入所療養介護など．

b. 施設サービス：介護老人福祉施設サービスと介護老人保健施設サービス．

- 介護老人福祉施設サービス：特別養護老人ホームで行う入浴，排泄，食事等の介護，その他の日常生活上の世話など．
- 介護老人保健施設サービス：介護老人保健施設で行う看護，医学的管理下の介護，機能訓練，その他必要な医療，日常生活上の世話．

c. 地域密着型サービス：定期巡回・随時対応型訪問介護看護，夜間対応型訪問介護，認知症対応型通所介護など．

介護保険法で定める疾病（特定疾病）

老化に起因する疾病で，がん末期，関節リウマチ，筋萎縮性側索硬化症，後縦靱帯骨化症，骨折を伴う骨粗鬆症，初老期における認知症，進行性核上性麻痺・大脳皮質基底核変性症・Parkinson病，脊髄小脳変性症，脊柱管狭窄症，早老症，多系統萎縮症，糖尿病性神経障害・糖尿病性腎症・糖尿病性網膜症，脳血管疾患，閉塞性動脈硬化症，慢性閉塞性肺疾患，両側の膝関節または股関節に著しい変形を伴う変形性関節症が指定されている．

D 社会福祉

学習の目標
- 児童福祉
- 高齢者福祉
- 心身障害者福祉

社会福祉は，自らの努力だけでは自立した生活が困難な場合に，地域社会の一員として自立した生活を営めるように支援する制度．

児童福祉・母子福祉

1．母子及び父子並びに寡婦福祉法
①目的：一人親家庭の経済的自立と子供の健やかな成長の支援．
②施策：子育て・生活支援，就業支援，養育費の確保，経済的支援．

2．児童福祉法
①目的：保護者による18歳未満の子の養育が困難な場合に必要な支援を行い，子供の健やかな成長を図る．
②施策：保育，子育て家庭支援，要保護児童対策，障害児支援，医療，母子対策，健全育成，相談・援助．

老人福祉（高齢者福祉）

保健・医療・福祉にわたる包括的なサービス：介護保険，年金保険，生活習慣病の予防，医療の確保，雇用の確保，居住の安定確保，虐待の防止と養護の支援，福祉用具の開発と普及促進など．

心身障害者福祉

1．概要
障害者の日常生活及び社会生活を総合的に支援するための法律（障害者総合支援法）に基づく．

2．対象
身体障害，知的障害，精神障害，発達障害，難病．

3．施策
① 社会参加の機会の確保，地域社会での共生，社会的障壁の除去を行い，共生生活の実現を目指す．
② 市区町村や都道府県は障害福祉計画を策定．
③ 市区町村の自立支援給付は，介護給付，訓練等給付，補装具，自立支援医療など．

4．自立支援医療
① 育成医療：身体障害児の健全な育成を目的に，生活能力を得るために必要な医療．
② 更生医療：身体障害者の自立と社会経済活動への参加の促進を目的に，更生のために必要な医療．

 障害者への介護給付

障害者総合支援法に基づいて市区町村が行う自立支援給付の一つ．市区町村に申請して認定を受けると給付される．介護給付には居宅介護，重度訪問介護，同行援護，行動援護，療養介護，生活介護，短期入所，重度障害者等包括支援，施設入所支援，自立訓練，就労移行支援，就労継続支援，共同生活援助などがある．

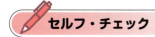

セルフ・チェック

A 次の文章で正しいものに○，誤っているものに×をつけよ．

	○	×
1. 一般衛生行政は総務省が主管する．	□	□
2. 保健所の設置は地域保健法に基づく．	□	□
3. 指定都市は保健所を設置する．	□	□
4. 市町村保健センターは地域の健康危機管理の拠点である．	□	□
5. 市町村保健センターの設置は健康増進法に基づく．	□	□
6. 市町村保健センターは健康診査を行う．	□	□
7. 都道府県に厚生労働省直轄の労働局を設置する．	□	□
8. 日本の医療保険は現金給付が原則である．	□	□
9. 死亡の際に医療保険からの給付がある．	□	□
10. 国民年金には老齢年金，遺族年金，厚生年金がある．	□	□
11. 被用者は国民年金基金制度に加入できる．	□	□
12. 雇用保険には介護休業給付がある．	□	□
13. 通勤による労働者の負傷は労働者災害補償保険の給付対象になる．	□	□
14. 労働者災害補償保険の保険料は労働者が負担する．	□	□
15. 介護保険の保険者は市区町村である．	□	□
16. ケアプランは利用者が作成できる．	□	□
17. 介護給付は要支援者に給付する．	□	□
18. 介護給付に居宅サービス，施設サービス，地域密着型サービスがある．	□	□
19. 介護給付費用には公費が投入されている．	□	□
20. 施設サービスに短期入所生活介護がある．	□	□
21. 母子及び父子並びに寡婦福祉法は一人親家庭の経済的自立を支援する．	□	□

A 1-×（厚生労働省），2-○，3-○，4-×（保健所），5-×（地域保健法），6-○，7-○，8-×（現物給付），9-○，10-×（老齢年金，遺族年金，障害年金），11-×（自営業者など），12-○，13-○，14-×（事業者が負担），15-○，16-○，17-×（要介護者），18-○，19-○，20-×（居宅サービス），21-○

22. 児童福祉法は保護者による18歳未満の子の養育が困難な場合に必要な支援を行う． ☐ ☐
23. 障害者への自立支援給付は都道府県が行う． ☐ ☐
24. 障害福祉サービスに居宅介護がある． ☐ ☐
25. 自立支援医療は介護保険法に基づく ☐ ☐
26. 更生医療は身体障害児の健全な育成を目的とする． ☐ ☐
27. 育成医療は身体障害者の自立と社会経済活動への参加の促進を目的する． ☐ ☐

B

1．保健所の業務はどれか．2つ選べ．
- ☐ ① 母子健康手帳の交付
- ☐ ② 身体障害者手帳の交付
- ☐ ③ 医療保険に関する業務
- ☐ ④ 精神保健に関する業務
- ☐ ⑤ 人口動態統計に関する業務

2．介護保険について正しいのはどれか．2つ選べ．
- ☐ ① 予防給付がある．
- ☐ ② 加入は任意である．
- ☐ ③ 介護老人保健施設への入所に適用する．
- ☐ ④ 第1号被保険者は40歳以上65歳未満である．
- ☐ ⑤ 要介護の認定は介護支援専門員（ケアマネージャー）が行う．

A 22-○，23-×（市区町村），24-○，25-×（障害者総合支援法），26-×（育成医療），27-×（更生医療）
B 1-④と⑤（①市区町村が交付，②市区町村が交付，③保険者の業務），2-①と③（①要支援1,2に給付．③入所には介護認定が必要である．②65歳以上の者と40歳以上65歳未満の医療保険加入者が対象で任意ではない．④第1号は65歳以上の者．⑤市区町村が認定）

8 国際保健

A 国際機関・医療協力

学習の目標
- □ WHOの組織
- □ WHOの任務
- □ 国際連合
- □ 国際協力機構
- □ 国連環境計画

世界保健機関（WHO）

1．世界保健機関（WHO；World Health Organization）の設立
①1948年4月7日に設立．4月7日を世界保健デーとしている．日本は1951年に加盟．
②WHO憲章で，最高水準の健康の享受は，すべての人にとって基本的人権の一つで，平和と安全を達成する基礎としている．

2．WHOの組織
①世界保健総会，執行理事会，本部事務局，地域委員会で構成．
- 世界保健総会：最高意思決定機関．年1回ジュネーブで開催．
- 本部事務局：ジュネーブに設置．

②6つの地域委員会（地域事務局所在地）：ヨーロッパ（コペンハーゲン），アメリカ（ワシントン），アフリカ（ブラザビル），東地中海（カイロ），南東アジア（ニューデリー），西太平洋（マニラ）．日本は西太平洋地域に所属．

3．WHOの任務と活動
感染症対策，衛生統計，国際基準作成，技術協力，研究などの活動．1980年5月に天然痘の世界根絶を宣言．拡大予防接種計画，国連合同エイズ計画（UNAIDS），世界エイズ・結核・マラリア対策基金，たばこ規制枠組条約などに基づく事業を展開．

（1）拡大予防接種計画（EPI；Expanded Programme on Immunization）
1974年に開始．BCG，ポリオ，ジフテリア，破傷風，百日咳，麻疹の6つのワクチン接種を広めている．B型肝炎，インフルエンザ菌b型（Hib），破傷風のワクチン接種の拡大も行う．

(2) 国連合同エイズ計画（UNAIDS；Joint United Nations Programme on HIV and AIDS）

感染防止，感染者のケアと支援，エイズ流行の多様な社会的影響の緩和などを目的に，情報提供，技術支援，流行の監視を行う．国連機関である国際労働機関（ILO），国連開発計画（UNDP），国連教育科学文化機関（ユネスコ），国連人口基金（UNFPA），国連難民高等弁務官事務所（UNHCR），国連児童基金（ユニセフ），国連薬物犯罪事務所（UNODC），世界保健機関（WHO），世界食糧計画（WFP）など11の機関が合同で進める．

(3) 世界エイズ・結核・マラリア対策基金

発展途上国で三大感染症の予防，治療，ケア・サポートを行う資金支援のために2002年に設立．2009年にWHOから独立した．

国際連合（UN）

1．国際連合（UN；United Nations）の設立
① 1945年に設立．日本は1956年に加盟．
② 目的：国際連合憲章に基づき，国際平和と安全の維持，諸国間の友好関係の発展，経済・社会・文化・人道上の国際問題の解決，人権と基本的自由の尊重，諸国の行動を調和．

2．国際連合憲章に定める主要機関
総会，安全保障理事会，経済社会理事会，信託統治理事会，国際司法裁判所，事務局の6機関．関連の専門機関，計画，基金，各種機関が国連ファミリーとして協同．

国際協力機構（JICA）

1．国際協力機構（JICA；Japan International Cooperation Agency）の設立
① 国際協力機構法に基づく独立行政法人で，2003年に設立．
② 目的：発展途上地域の経済と社会の発展に寄与し，国際協力の促進，日本と国際経済社会の健全な発展に資する．

2．国際協力機構の活動
日本の政府開発援助（ODA）を一元的に行う機関で，発展途上国への技術協力と人材の育成，資金協力，民間の協力活動の支援と促進，

緊急援助のための援助隊の派遣と物資の供与など．

4 国連環境計画（UNEP）

1．国連環境計画（UNEP；United Nations Environment Programme）の設立
環境分野における国連の主要機関として，1972年に設立．

2．国連環境計画の活動
①各国が将来の世代の生活の質を損なわず，現世代の生活の質を改善できるように指導的役割を果たし，協力関係の構築を推進．
②地球規模の環境問題に取り組み，持続可能な開発を実現するために環境に関連した活動を展開．

B 世界の保健状況

学習の目標
- □ 世界人口
- □ 世界の死亡統計
- □ HIV
- □ 結核
- □ マラリア
- □ プライマリー・ヘルスケア
- □ ヘルスプロモーション

1 世界の人口

1．世界の推定人口
①世界人口は，73億4,900万人（2015年）．国別で日本は10位．
②先進地域に約12億人，発展途上地域に約60億人が生活．

2．人口の推移
①世界の人口は1950年に25億人．その後人口爆発が起こり，1970年代に40億人，1990年代に50億人，2011年には70億人を超え，2040年には90億人に達すると国連が推計．
②人口増加率は，先進地域，発展途上地域ともに低下傾向．先進地域の0.29％に対して発展途上地域は1.36％．
③発展途上国は年少人口指数が高く，老年人口指数が低い．

④先進国はすでに人口が高齢化しているが，近い将来，発展途上地域で急速に高齢化が進むと予測．

 死亡統計

WHOの推計では，2015年の死亡数は5,544万人．死因の1位は虚血性心疾患，2位は脳血管疾患．粗死亡率は低下傾向．生活習慣病などの非感染性疾患の死亡が増加して死因の80%以上を占め，感染症による死亡は減少．

 感染症の実態

1．HIV
①累積死亡数は3,500万人以上．2016年は100万人が死亡．
②2016年の新規感染者数は180万人で，2016年末の感染者数は3,670万人．
③アフリカ地域の感染者数が最も多く，新規感染者数の3分の2を占める．

2．結核
①2015年には1,040万人が結核に罹患し，180万人が死亡．
②2000年以降の罹患率は，年平均1.5%低下．
③低・中所得国が死亡の95%を占める．
④HIV感染者の最大の死亡原因．
⑤2015年には推計100万人の子供が結核に罹患し，17万人が死亡．

3．マラリア
①2015年には91の国と地域で流行．患者数は2億1,200万人，死亡者数は42万9,000人．発生率と死亡率は低下傾向．
②死亡者の70%は，5歳未満．
③アフリカ地域は，患者の90%，死亡者の92%を占める．

 プライマリー・ヘルスケア，ヘルスプロモーション

1．プライマリー・ヘルスケア
（1）プライマリー・ヘルスケアの提唱
1978年，第1回プライマリー・ヘルスケアに関する国際会議で採

択されたアルマ・アタ宣言に基づく．

(2) プライマリー・ヘルスケアの特徴
①発展途上国における総合的な保健医療活動の理念．
②自助と自決の精神に則る．
③地域社会や国家が負担可能な範囲内の費用で実施．
④地域住民が参加して行う．
⑤実用的で科学的に適正で，社会が受容できる手法と技術に基づく．

(3) 目標
住民の要求を尊重し，地域の資源を有効に活用し，住民が参加できる，包括的保健システムの構築．

2．ヘルスプロモーション

(1) ヘルスプロモーションの提唱
1986年，WHO主催の第1回ヘルスプロモーション国際会議で採択されたオタワ憲章で提唱．

(2) ヘルスプロモーションの定義
人々が自己の健康をコントロールし，改善することができるようにするプロセス．

(3) ヘルスプロモーションの特徴
①健康を資源ととらえる．
②個人の生活改善だけでなく，社会的環境の改善も含める．
③健康の改善に必要な条件に，平和，住居，教育，食料，収入，安定した生態系，持続可能な資源，社会正義，公平をあげている．

ILOとWFP
ILO（国際労働機関：International Labour Organization）は，労働条件の改善を通じて社会正義を基礎とする世界の恒久平和の確立に寄与するとともに，完全雇用，労使協調，社会保障等の推進を目的とする．
WFP（世界食糧計画：World Food Programme）は，食糧配給を通じて発展途上国の経済社会の開発と，難民や被災民に対する緊急食糧援助の実施を目的とする．

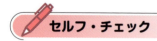

セルフ・チェック

A 次の文章で正しいものに○，誤っているものに×をつけよ．

		○	×
1.	国際連合憲章では最高水準の健康の享受はすべての人にとって基本的人権の一つとしている．	□	□
2.	WHOの本部事務局はワシントンにある．	□	□
3.	日本はWHOの南東アジア地域委員会に所属する．	□	□
4.	WHOは1980年にポリオの根絶を宣言した．	□	□
5.	JICAは日本の政府開発援助（ODA）を行う．	□	□
6.	世界人口は2015年には35億人を超えた．	□	□
7.	発展途上国は先進国より年少人口指数が高く，老年人口指数が低い．	□	□
8.	2015年の日本の人口は世界20位である．	□	□
9.	2015年の世界の死因の1位はマラリアである．	□	□
10.	HIVの感染者数はアフリカ地域が最も多い．	□	□
11.	ヘルスプロモーションはオタワ憲章で提唱された．	□	□
12.	プライマリー・ヘルスケアは人々が自己の健康をコントロールし，改善できるようにするプロセスである．	□	□

B

1．世界保健機関（WHO）の活動に含まれるのはどれか．
- □ ① 食料援助の推進
- □ ② 地球温暖化対策
- □ ③ 二国間協力の調整
- □ ④ たばこ対策の推進
- □ ⑤ 国際的な労使紛争の調停

A 1-×（WHO憲章），2-×（ジュネーブ），3-×（西太平洋地域），4-×（天然痘），5-○，6-×（73億人），7-○，8-×（10位），9-×（虚血性心疾患），10-○，11-○，12-×（ヘルスプロモーション）
B 1-④（①世界食糧計画（WFP），②国連環境計画（UNEP），③国際協力機構（JICA），⑤国際労働機関（ILO））

9 憲法および関係法規

A-1 臨床検査技師等に関する法律 総則

> **学習の目標**
> - ☐ 臨床検査技師の定義
> - ☐ 生理学的検査
> - ☐ 免許の交付
> - ☐ 欠格事由
> - ☐ 名簿の登録
> - ☐ 名簿の訂正
> - ☐ 免許の申請
> - ☐ 免許の取消
> - ☐ 免許の訂正
> - ☐ 免許の再交付
> - ☐ 免許証の返納

法律の目的

臨床検査技師の資格等を定め,医療と公衆衛生の向上に寄与する.

臨床検査技師の定義と業務

1. 定義

厚生労働大臣の免許を受けて,臨床検査技師の名称を用いて,医師や歯科医師の指示の下に,厚生労働省令で定める検体検査(人体から排出または採取された検体の検査)と生理学的検査を行うことを業とする者.

2. 厚生労働省令で定める生理学的検査

① 心電図検査(体表誘導に限る)
② 心音図検査
③ 脳波検査(頭皮誘導に限る)
④ 筋電図検査(穿刺による針電極を除く)
⑤ 基礎代謝検査
⑥ 呼吸機能検査(マウスピースやノーズクリップ以外の装着器具によるものを除く)
⑦ 脈波検査
⑧ 熱画像検査

⑨眼振電図検査(冷水,温水,電気,圧迫による刺激を加えるものを除く)
⑩重心動揺計検査
⑪超音波検査
⑫磁気共鳴画像検査
⑬眼底写真検査(散瞳薬を投与するものを除く)
⑭毛細血管抵抗検査
⑮経皮的血液ガス分圧検査
⑯聴力検査(気導による定性的検査で,次の周波数や聴力レベルのものを除いたものに限る)
  a 周波数1,000Hzおよび聴力レベル30dBのもの
  b 周波数4,000Hzおよび聴力レベルが25dB,30dB,40dBのいずれかのもの
⑰基準嗅覚検査と静脈性嗅覚検査(静脈に注射する行為を除く)
⑱電気味覚検査とろ紙ディスク法による味覚定量検査

検体検査の精度の確保を義務とした医療法等の一部を改正する法律(平成29年)

安全で適切な医療の提供を確保することを推進するために,医療法と臨床検査技師等に関する法律が改正され,検体検査の精度の確保について明記された.

病院・診療所・助産所等(以下,病院等)の施設で検体検査の業務を行う場合は,検体検査の業務を行う施設の構造設備・管理組織・検体検査の精度の確保の方法・その他の事項を厚生労働省令で定める基準に適合させなければならないことを,病院等の管理者に義務づけた.

また,検体検査の業務を委託する場合は,登録を受けた衛生検査所に委託するか,あるいは病院や診療所などの厚生労働省令で定める場所で検体検査の業務を行う.その際,委託先の施設の構造設備・管理組織・検体検査の精度の確保の方法・その他の事項が厚生労働省令で定める基準に適合していることを,病院等の管理者に義務づけた.

なお,この法律の施行日は,公布の日(平成29年6月14日)から起算して1年6月を超えない範囲内において政令で定める日,とされている.

A-2 臨床検査技師等に関する法律　免許

免許

臨床検査技師国家試験に合格した者に与える．

欠格事由

①視覚または精神の機能障害により，必要な認知，判断，意思疎通を適切に行うことができない者．
②麻薬，あへん，大麻の中毒者．
③検査の業務に関し，犯罪や不正行為があった者．
④欠格事由を理由に免許を与えない時は，あらかじめ申請者に通知する．求めに応じて，指定する職員に意見を聴取させる．

臨床検査技師名簿

①厚生労働省に名簿を備え，免許に関する事項を登録する．
②登録事項：登録番号，登録年月日，本籍地都道府県名（外国籍は国籍），氏名，生年月日，性別，国家試験合格の年月，免許の取消や名称の使用の停止に関する事項，その他省令で定める事項．

登録と免許証の交付

①免許の交付：試験に合格した者の申請により，厚生労働大臣が臨床検査技師名簿に登録し，交付する．
②添付書類：戸籍の謄本または抄本，視覚や精神の機能障害，麻薬，あへん，大麻の中毒者に関する医師の診断書を添える．

免許の取消，再免許

①免許の取消：欠格事由に至った時，都道府県知事が免許の取消を必要と認める時に，厚生労働大臣が免許の取消や期間を定めて臨

床検査技師の名称の使用の停止を命令する．
②再免許：取消の事項に該当しなくなった時や，再び免許を与えるのが適当と認められる時．

6 名簿の訂正，免許証の再交付などの手続き

免許の申請，名簿の登録・訂正・消除，免許証の交付・書換交付・再交付・返納は，住所地の都道府県知事を経由して厚生労働大臣に申請する．

①名簿の訂正：本籍地都道府県名，氏名，生年月日，性別に変更を生じた時は，30日以内に申請する．
②登録の消除：死亡，失踪の宣告を受けた時は，戸籍法の届出義務者が30日以内に申請する．
③免許証の書換交付：免許証の記載事項に変更を生じた時は，免許証の書換交付を申請できる．
④免許証の再交付：免許証を紛失または汚損した時は，再交付を申請できる．
⑤免許証の返納：死亡や失踪宣告による名簿登録の消除の申請時および，免許の取消処分を受けた時は，免許証を返納する．

検体検査の扱い（臨床検査技師の業務）

これまで検体検査については，臨床検査技師等に関する法律で「微生物学的検査，血清学的検査，血液学的検査，病理学的検査，寄生虫学的検査，生化学的検査」を業として行う検査として定めていたが，平成29年の医療法の改正によって検体検査の分類を厚生労働省令で定めることとなった．
これは，ゲノム医療の実用化に向けて遺伝子関連検査の精度を確保し，医療技術の進歩に合わせて検体検査の分類を柔軟に見直す必要性をふまえて行われた改正である．

セルフ・チェック

A 次の文章で正しいものに○，誤っているものに×をつけよ．

	○	×
1. 臨床検査技師は医師の指示の下に針電極の穿刺による筋電図検査を行うことができる．	□	□
2. 臨床検査技師は医師の指示の下に骨導による聴力検査を行うことができる．	□	□
3. 臨床検査技師は医師の指示の下に電気味覚検査を行うことができる．	□	□
4. 臨床検査技師名簿は都道府県に備える．	□	□
5. 国家試験に合格すれば臨床検査技師の名称を使用して業務ができる．	□	□
6. 欠格事由に至った時は厚生労働大臣は免許を取消すことができる．	□	□
7. 氏名に変更を生じた時は60日以内に名簿の訂正を申請する．	□	□
8. 免許証を紛失した時は再交付を申請できない．	□	□
9. 名簿登録の消除を申請する時は免許証を返納する．	□	□

B

1. 臨床検査技師が診療補助行為で行うことができないのはどれか．
   - □ ① 無散瞳眼底写真検査
   - □ ② 体表誘導心電図検査
   - □ ③ 頭皮誘導脳波検査
   - □ ④ 冷温水刺激眼振電図検査
   - □ ⑤ 磁気共鳴画像検査

A 1-×（穿刺による針電極を除く筋電図検査），2-×（気導による定性的検査で特定の周波数や聴力レベルを除いたものに限る），3-○，4-×（厚生労働省），5-×（免許を申請して名簿に登録される必要がある），6-○，7-×（30日以内），8-×（申請できる），9-○

B 1-④（冷水，温水，電気，圧迫による刺激を加えない眼振電図検査は行うことができる）

A-3 臨床検査技師等に関する法律 試験

学習の目標

- 試験の手続き
- 受験資格
- 採血と検体採取
- 試験の手続き
- 学校・養成所の指定
- 学校・養成所の指定の申請
- 学校・養成所の変更の承認
- 学校・養成所の報告
- 学校・養成所の指定の取消

 試験

1. 試験の概要
(1) 試験の目的
①国家試験に合格した者に免許を与える．
②業として行う検査に必要な知識と技能について行う．
③検査のための採血と検体採取に必要な知識と技能を含む．

検査のための採血と検体採取

採血	耳朶，指頭，足蹠の毛細血管，肘静脈，手背や足背の表在静脈，その他の四肢の表在静脈から血液を採取する行為
検体採取	①鼻腔拭い液，鼻腔吸引液，咽頭拭い液，これらに類するもの ②表皮，体表および口腔の粘膜（生検を除く） ③皮膚，体表および口腔の粘膜の病変部位の膿 ④鱗屑，痂皮，その他の体表の付着物 ⑤綿棒を用いた肛門からの糞便

(2) 試験の実施
①厚生労働大臣が毎年少なくとも1回行う．
②試験委員：厚生労働省に臨床検査技師国家試験試験委員を置く．委員は学識経験者から厚生労働大臣が任命する．

(3) 受験資格
①文部科学大臣指定の学校，都道府県知事指定の養成所で3年以上検査に必要な知識および技能を修得した者．
②大学で，医学，歯学，獣医学，薬学の正規の課程を修めて卒業した者で，①と同等以上の知識と技能を有すると認められる者．
③外国の検査に関する学校や養成所の卒業者，外国で臨床検査技師免許に相当する免許を受けた者で，厚生労働大臣が①と同等以上

の知識と技能を有すると認めた者.
(4) 不正行為に対する対処
①不正行為の関係者の受験を停止できる.
②関係者の試験を無効にできる.
③期間を定めてその者の受験を許さないことができる.

2．試験の手続き
(1) 公告
国家試験の期日，場所，受験願書の提出期間は，官報で公告する.
(2) 試験科目
①医用工学概論（情報科学概論と検査機器総論を含む），②公衆衛生学（関係法規を含む），③臨床検査医学総論（臨床医学総論と医学概論を含む），④臨床検査総論（検査管理総論と医動物学を含む），⑤病理組織細胞学，⑥臨床生理学，⑦臨床化学（放射性同位元素検査技術学を含む），⑧臨床血液学，⑨臨床微生物学，⑩臨床免疫学.

2 学校・養成所

1．学校・養成所の指定
学校や養成所の指定は，臨床検査技師学校養成所指定規則に従う.
(1) 指定の概要
①入学資格：高等学校の卒業者，またはこれと同等以上の者.
②修業年限：3年以上.
③教育内容：指定した95単位以上.
④教員数：教育に適当な教員数で，そのうち6人以上は，医師，臨床検査技師，これと同等以上の学識経験者である専任教員であること.
⑤教員の資格：専任教員のうち少なくとも3人は，業務経験5年以上の臨床検査技師であること.
⑥1学級の定員：10人以上40人以下.
⑦教室や設備：指定基準以上.

2．指定の申請と変更届
(1) 指定の申請
学校の設置者が所管の行政庁に申請する.
(2) 変更の承認と届出
①学校の設置者が所管の行政庁に変更から1カ月以内に届出，承認

を受ける．
②変更の届出を要する事項：修業年限，教育課程，入学・入所定員，校舎の各室の用途，面積，建物の配置図，平面図，実習施設，臨地実習施設，設置者の氏名，住所，名称，位置，学則の変更．

3．報告

学校の設置者は，①その年度の学年別学生数，②前年度の教育実施状況の概要，③前年度の卒業者数を，毎学年度開始後2カ月以内に都道府県知事を経由して厚生労働大臣と所管の行政庁に報告する．

4．指定の取消

学校を所管する行政庁が，①基準に適合しなくなった時，②設置者や長が指示に従わない時，③指定取消の申請があった時に指定を取消し，厚生労働大臣に報告する．

法令の制定と優先順位

法には，憲法の下で国会で議決して天皇が公布する法律，内閣が制定する政令（施行令），法律を施行する省・府が定める省令・府令（施行規則）の優先順位がある．
法令は法律と命令（政令と省令）をまとめた名称である．
法令以外のものに，所管の省・府の長が正式に公告する告示，法令の解釈や運用上の規定を上級行政機関から下級行政機関に命令・指示する通達，命令できない相手に対しての技術的助言やお知らせである通知がある．

セルフ・チェック

A 次の文章で正しいものに〇，誤っているものに×をつけよ．

	〇	×
1. 国家試験は検査のための採血と検体採取に必要な知識と技能を含む．	□	□
2. 国家試験は厚生労働大臣が毎年少なくとも1回行う．	□	□
3. 文部科学大臣指定の学校や都道府県知事指定の養成所で2年以上検査に必要な知識および技能を修得した者に受験資格が与えられる．	□	□
4. 臨床検査技師を養成する学校や養成所の入学資格は高等学校の卒業者かこれと同等以上の者である．	□	□
5. 臨床検査技師を養成する学校や養成所の専任教員のうち少なくとも1人は業務経験5年以上の臨床検査技師である必要がある．	□	□
6. 臨床検査技師を養成する学校や養成所の指定の申請は学長または校長が所管の行政庁に行う．	□	□
7. 臨床検査技師が採血できる部位に指頭がある．	□	□
8. 臨床検査技師が採血できる部位に足蹠の毛細血管がある．	□	□
9. 臨床検査技師が採血できる部位に四肢の動脈がある．	□	□

B

1．臨床検査技師が採取できない検体はどれか．
- □ ① 鼻腔拭い液
- □ ② 口腔粘膜の病変部位の膿
- □ ③ 鱗　屑
- □ ④ 生検による表皮
- □ ⑤ 綿棒を用いた肛門からの糞便

A 1-〇，2-〇，3-×（3年以上），4-〇，5-×（少なくとも3人），6-×（学校の設置者），7-〇，8-〇，9-×（表在静脈）

B 1-④（生検でなければ採取できる）

A-4 臨床検査技師等に関する法律 業務

学習の目標
- 信用失墜行為
- 守秘義務
- 名称の使用禁止

1 遵守事項

1．信用失墜行為の禁止
臨床検査技師は，その信用を傷つける行為をしてはならない．

2．守秘義務
正当な理由がなく，業務上で知り得た秘密を他に漏らしてはならない．臨床検査技師でなくなった後も同様とする．

3．名称の使用禁止
臨床検査技師でない者は，臨床検査技師の名称や紛らわしい名称を使用してはならない．

4．診療の補助行為
臨床検査技師は，診療の補助として医師や歯科医師の具体的な指示を受けて採血，検体採取，厚生労働省令で定める生理学的検査を業とすることができる．ただし，臨床検査技師の名称の使用停止を命ぜられている者はできない．

衛生検査所の業務
平成29年の臨床検査技師等に関する法律の改正で，衛生検査所の「検査業務」は「検体検査の業務」となった．対象となる検体検査の種類や分類，それに伴う機器や検査室などの基準は厚生労働省令で定められる．

A-5 臨床検査技師等に関する法律 衛生検査所

学習の目標

- 衛生検査所の登録
- 衛生検査所の登録手続き
- 衛生検査所の登録基準
- 機器の登録基準
- 検査室の登録基準
- 人員の登録基準
- 精度管理責任者
- 標準作業書の作成
- 作業日誌の作成
- 台帳
- 開設者の義務
- 登録の変更
- 廃止等の届出
- 放射性同位元素の使用

1 衛生検査所の登録手続き

1. 衛生検査所の定義

病院,診療所,厚生労働大臣が定める施設以外で,検体検査を業として行う場所.

2. 登録の手続き

①衛生検査所の開設は,登録が義務付けられている.
②登録先は,所在地の都道府県知事,保健所設置市や特別区の市長や区長.

3. 添付書類

①衛生検査所の図面,②検査業務の管理者の同意書と履歴書,③医師以外が管理者の場合は,検査業務を指導監督する医師の同意書と管理者の就任に関する医師の承諾書,④精度管理責任者の同意書と履歴書,⑤検査案内書,⑥標準作業書,⑦作業日誌,⑧台帳,⑨組織運営規程,⑩営業所に関する書類.

4. 登録の禁止

基準に適合しない時や申請者が登録を取り消されて2年を経過していない時は,登録してはならない.

衛生検査所の登録基準

1．検査に応じた機器
①必須機器の指定：微生物学的検査，血清学的検査，血液学的検査，病理学的検査，寄生虫学的検査，生化学的検査に必須の機器を指定．
②代替機能がある他の検査用機器に代えることができる．
③2つ以上の異なる検査を行う衛生検査所では，検査用機器を兼用できる．ただし，微生物学的検査の検査用機器は専用とする．

2．検査室の面積

微生物学的検査，血清学的検査，血液学的検査，病理学的検査，寄生虫学的検査，生化学的検査のうち，1つの検査のみを行う衛生検査所	20 m²
上記の検査のうち，2つの検査を行う衛生検査所	30 m²
上記の検査のうち，3つの検査を行う衛生検査所	40 m²
上記の検査のうち，4つの検査を行う衛生検査所	50 m²
血清分離のみを行う衛生検査所	10 m²

3．検査室
①検査室：検査室以外と区別され，十分な照明と換気がされている．
②微生物学的検査の検査室：専用とし，他の検査室と明確に区別されている．
③密封されていない放射性同位元素の使用：基準に適合する使用室，貯蔵施設，運搬容器，廃棄施設があり，管理に関して必要な措置を講じている．
④衛生管理：防じんと防虫の設備，廃水と廃棄物の処理に要する設備や器具，検査業務に従事する者の消毒のための設備を備える．
⑤管理者：検査業務に関し相当の経験を有する医師を置く．または，管理者として検査業務に関し相当の経験を有する臨床検査技師を置いて指導監督の医師を選任する．

4．医師または臨床検査技師の配置

微生物学的検査，血清学的検査，血液学的検査，病理学的検査，寄生虫学的検査，生化学的検査のうち，1つの検査のみを行う衛生検査所	1人
上記の検査のうち，2つ以上の検査を行う衛生検査所	2人
微生物学的検査，血液学的検査，生化学的検査のいずれをも含む3つ以上の検査を行う衛生検査所	3人
血清分離のみを行う衛生検査所	1人

5．精度管理責任者と検査案内書
①精度管理責任者：検査業務に関し相当の経験を有し，精度管理に関し相当の知識と経験を有する医師または臨床検査技師を置く．
②検査案内書：検査項目ごとに，検査方法，基準値と判定基準，医療機関に緊急報告する検査値の範囲，検査に要する日数，測定を委託する場合の委託先の名称，検体の採取条件，採取容器，採取量，検体の保存条件，検体の提出条件を記載する．また，検査依頼書と検体ラベルの記載項目，検体を搬送するのに要する時間を記載する．

6．標準作業書
①種類：検体受領標準作業書，検体搬送標準作業書，検体受付および仕分標準作業書，血清分離標準作業書，検査機器保守管理標準作業書，測定標準作業書．
②血清分離のみを行う衛生検査所：検体受付および仕分標準作業書，測定標準作業書を作成する必要はない．また，血清分離を行わない衛生検査所は，血清分離標準作業書を作成する必要はない．

7．作業日誌の作成
検体受領，検体搬送，検体受付および仕分作業，血清分離，検査機器保守管理，測定の作業日誌を標準作業書の記入要領に従って作成する．

8．台帳
委託検査管理台帳，試薬管理台帳，統計学的精度管理台帳，外部精度管理台帳，検査結果報告台帳，苦情処理台帳を作成する．

9．組織と精度管理
①組織：組織・運営などに必要な組織運営規程を定める．
②精度管理：必要な措置を講じる．
③放射性同位元素の廃棄の委託：放射性同位元素や放射性同位元素で汚染された物の廃棄を，指定された者に委託できる．

10. 衛生検査所開設者の義務
①精度管理：精度管理責任者を中心とした精度管理体制を整備し，すべての作業で十分な精度管理が行われるように配慮する．
②外部精度管理調査：検査業務について外部精度管理調査を受ける．
③研修：検査業務に従事する者に必要な研修を受けさせる．
④書類の保存：管理者は，作業日誌と台帳を2年間保存する．

11. 登録証明書の書換え・再交付申請
①書換え交付申請：開設者は，登録証明書の記載事項に変更を生じた時は，書換え交付を申請できる．
②再交付申請：開設者は，登録証明書を紛失または汚損した時は，再交付を申請できる．

12. 登録証明書の返納
開設者は，衛生検査所の登録の取消処分を受けた時や業務を廃止した時は，直ちに所在地の都道府県知事に登録証明書を返納する．

3 衛生検査所の登録の変更等

1．登録事項の変更
開設者は，登録事項を変更する時は，都道府県知事による登録の変更を受ける．

2．衛生検査所の廃止・休止・再開の届出
開設者は，衛生検査所を廃止・休止・再開した時，申請者の氏名と住所，衛生検査所の名称，構造設備，管理組織，その他厚生労働省令で定める事項を変更した時は，30日以内に都道府県知事に届け出る．

3．検体検査用放射性同位元素の使用
開設者や検査業務の管理者は，衛生検査所に検体検査用放射性同位元素を備える時や備えなくなった時，その他厚生労働省令で定める場合には，都道府県知事に届け出る．

4 報告および検査

①報告と検査：都道府県知事は，必要に応じて衛生検査所の開設者に必要な報告を命じたり，衛生検査所に立ち入り，構造設備，帳簿書類，その他の物件を都道府県の職員に検査させることができる．
②立入検査する職員は，身分証明書を携帯し，関係人の請求があっ

た時は提示する．
③報告や立入検査の権限は，犯罪捜査のために認められたと解してはならない（業務の監督に限る）．

5 その他

①指示：都道府県知事は，衛生検査所の検査業務が適正に行われていないために医療や公衆衛生の向上を阻害すると認める時は，開設者に構造設備や管理組織の変更，その他必要な指示を行うことができる．
②登録の取消：都道府県知事は，衛生検査所が厚生労働省令で定める基準に適合しなくなった時や，開設者が登録の変更を受けない時は，衛生検査所の登録を取消したり，期間を定めて業務の全部や一部の停止を命ずることができる．
③厚生労働省令への委任：衛生検査所の登録に関して必要な事項は，厚生労働省令で定める．

衛生検査所の精度管理
衛生検査所における検査業務の精度管理は，従来は厚生労働省令により定められていた．平成29年の改正により，臨床検査技師等に関する法律に，「検体検査の精度の確保の方法」として明記され，精度管理をすることが，衛生検査所の登録・登録の変更・登録の抹消・都道府県知事による指示における必要要件になった．

A-6 臨床検査技師等に関する法律 罰則

学習の目標
- □ 罰則の種類

罰則

1．試験委員等の罰則
故意または重大な過失で事前に試験問題を漏洩したり，故意に不正の採点をした者は，1年以下の懲役または50万円以下の罰金．

2．衛生検査所の登録に関する罰則
次のいずれかに該当する者は，6カ月以下の懲役または30万円以下の罰金．
①衛生検査所の登録や変更の規定に違反した者．
②登録の取消等の規定による業務の停止命令に違反した者．

3．守秘義務違反
①守秘義務の規定に違反した者は，50万円以下の罰金．
②告訴がなければ公訴を提起することができない．

4．行為者に対する罰則
次のいずれかに該当する者は，30万円以下の罰金．
①臨床検査技師の名称使用停止を命ぜられた者で，停止期間中に臨床検査技師の名称を使用した者．
②名称の使用禁止の規定に違反した者．
③衛生検査所の登録変更の規定に違反した者．
④都道府県知事が命じた報告をしなかったり，虚偽の報告をしたり，立入検査を拒み，妨げ，忌避した者．

5．違反行為を行わせた法人や人に対する罰則
次のいずれかに該当する場合は，行為者を罰し，違反行為を行わせた法人や人に対しても罰金刑を科す．
①衛生検査所の登録に関する罰則規定や衛生検査所の登録変更の規定に違反した時．
②都道府県知事の報告命令や立入検査で違反行為をした時．

セルフ・チェック

A 次の文章で正しいものに○，誤っているものに×をつけよ．

	○	×
1. 臨床検査技師は正当な理由がなく業務上で知りえた秘密を他に漏らしてはならない．	□	□
2. 臨床検査技師でなくなった後は守秘義務はない．	□	□
3. 医師は臨床検査技師の名称を使用できる．	□	□
4. 臨床検査技師の名称の使用停止を命ぜられていても採血，検体採取，生理検査はできる．	□	□
5. 衛生検査所は病院等の医療施設以外で検体検査を業として行う場所である．	□	□
6. 衛生検査所を開設する場合は厚生労働大臣に登録を申請する．	□	□
7. 衛生検査所の管理者は医師でなければならない．	□	□
8. 衛生検査所の登録を取り消されて2年を経過していない時は都道府県知事は登録してはならない．	□	□
9. 微生物学的検査以外の2つ以上の異なる検査を行う衛生検査所は検査用機器を兼用できる．	□	□
10. 微生物学的検査の検査用機器は専用とする．	□	□
11. 1つの検査のみを行う衛生検査所の検査室の面積は50 m^2 である．	□	□
12. 管理者として臨床検査技師を置く場合は指導監督する医師を選任する．	□	□
13. 衛生検査所は検査案内書と標準作業書を作成する．	□	□
14. 衛生検査所は作業日誌と台帳を作成する．	□	□

A 1-○，2-×（守秘義務がある），3-×（臨床検査技師の免許を受けていないので使用できない），4-×（臨床検査技師の業務はできない），5-○，6-×（都道府県知事，保健所設置市や特別区の市長や区長），7-×（医師または臨床検査技師），8-○，9-○，10-○，11-×（20 m^2），12-○（指導監督する医師の同意書と管理者の就任に関する医師の承諾書が登録申請に必要），13-○，14-○

15. 衛生検査所は精度管理責任者を中心とした精度管理体制を整備する. □ □
16. 衛生検査所の開設者は検査業務従事者に必要な研修を受けさせる. □ □
17. 衛生検査所の開設者は衛生検査所を廃止・休止・再開した時は30日以内に所在地の都道府県知事に届け出る. □ □
18. 開設者や検査業務の管理者は衛生検査所に検体検査用放射性同位元素を備える時は原子力規制委員会に届け出る. □ □
19. 報告や立入検査は犯罪捜査に限られる. □ □
20. 試験委員で故意に不正の採点をした者は1年以下の懲役または50万円以下の罰金に処す. □ □
21. 守秘義務の規定に違反した者は50万円以下の罰金に処す. □ □
22. 守秘義務違反は告訴がなくても公訴できる. □ □
23. 名称の使用禁止の規定に違反した者は30万円以下の罰金に処す. □ □
24. 衛生検査所の登録変更の規定に違反した者は30万円以下の罰金に処す. □ □
25. 都道府県知事の報告命令や立入検査で違反行為をした時は行為者を罰し,違反行為を行わせた法人や人にも罰金刑を科す. □ □

B

1. 衛生検査所の検査室の基準で誤っているのはどれか.
   □ ① 防じんと防虫の設備を要する.
   □ ② 廃水と廃棄物の処理に要する設備や器具を要する.
   □ ③ 検査業務に従事する者の消毒のための設備を要する.
   □ ④ 検査室以外と区別され,十分な照明と換気がされている.
   □ ⑤ 微生物学的検査の検査室は他の検査と共用できる.

A 15-○, 16-○, 17-○, 18-×(所在地の都道府県知事), 19-×(業務の監督に限る), 20-○, 21-○, 22-×(告訴がなければ公訴できない), 23-○, 24-○, 25-○
B 1-⑤(微生物学的検査専用とする)

B 医事法規

学習の目標
- [ ] 医療法
- [ ] 医師法
- [ ] 保健師助産師看護師法
- [ ] 診療放射線技師法
- [ ] 臨床工学技士法

医療法

1. 目的
医療を受ける者による医療の適切な選択を支援，医療の安全を確保，病院・診療所・助産所の開設・管理，施設の整備，医療提供施設相互間の機能の分担・業務の連携の推進に必要な事項を定める．

2. 医療に関する選択の支援等
(1) 医療に関する情報の提供等
  ① 医療提供施設の開設者・管理者は，正確・適切な情報を提供し，患者・家族の相談に応ずる．
  ② 厚生労働省令で定める事項を都道府県知事に報告・公表．
  ③ 入院時に担当医師・歯科医師は書面を作成し，患者や家族に交付・説明．

(2) 医業・歯科医業の業務等の広告可能な事項
医師・歯科医師である旨，診療科名，病院・診療所の名称，電話番号，住所，管理者，診療日・時間，予約の有無，指定医の旨，地域医療連携推進法人への参加，入院設備の有無・病床種別ごとの数など．

3. 医療の安全の確保
(1) 医療の安全の確保のための措置
  ① 国・都道府県・指定都市・特別区：医療安全の情報提供，研修の実施，意識の啓発等に努める．
  ② 病院・診療所・助産所の管理者：医療安全の確保の指針の策定，従業者に対する研修を行い，医療事故が発生した場合には，遅滞なく，日時・場所・状況等を医療事故調査・支援センターに報告し，医療事故調査を実施して医療事故調査・支援センターに報告．
  ③ 医療安全支援センター：都道府県が設置し，国は医療安全の情報

提供・助言・援助を行う．
（2）医療事故調査・支援センター
厚生労働大臣が指定した民間の指定法人．医療事故調査と病院等の管理者が行う医療事故調査を支援．
4．病院・診療所・助産所・医療法人・地域医療連携推進法人
開設，管理，監督等の規定．
5．医療提供体制の確保
（1）医療計画
都道府県が医療計画の基本方針を策定し，地域の実情に応じて医療計画を作成．
（2）地域における病床の機能の分化および連携の推進
病床に関する報告・公表，協議，地域医療構想の達成のための措置・指示．
（3）医療従事者の確保等に関する施策等
医療従事者の勤務環境改善，医師・医療従事者の確保と協力．
（4）公的医療機関
地域医療対策の実施と医師の確保に関し協力．

医師法

1．目的
医師は医療・保健指導を掌ることによって公衆衛生の向上および増進に寄与し，国民の健康な生活を確保する．
2．免許
①登録：医師国家試験に合格し，申請により医籍に登録して厚生労働大臣の免許を受ける．
②欠格事由：未成年者，成年被後見人・被保佐人，心身の障害により業務を適正に行うことができない者，麻薬・大麻・あへんの中毒者，罰金刑以上に処せられた者，医事に関し犯罪・不正の行為のあった者．
3．臨床研修
診療に従事しようとする医師は，医学部を置く大学の附属病院・厚生労働大臣の指定病院で臨床研修を2年以上受ける．
4．業務
①医師でなければ，医業をなしてはならない．

②医師でなければ，医師や紛らわしい名称を用いてはならない．
③診療に従事する医師は，診察治療の求めがあった場合に正当な事由なく拒んではならない．
④診察・検案，出産に立ち会った医師は，診断書・検案書・出生証明書・死産証書の交付の求めがあった場合に，正当な事由なく拒んではならない．
⑤医師は，自ら診察しないで治療，診断書・処方箋の交付，自ら出産に立ち会わないで出生証明書・死産証書の交付，自ら検案しないで検案書の交付をしてはならない．
⑥医師は，死体・妊娠4月以上の死産児を検案して異状を認めた時は，24時間以内に所轄警察署に届け出る．
⑦医師は，必要の場合には，患者や看護している者に処方箋を交付する．
⑧医師は，診療をした時は，本人・保護者に療養の方法等の保健の向上に必要な事項を指導する．
⑨医師は，診療をした時は，遅滞なく診療録に記載する．
⑩診療録は，病院・診療所の管理者が5年間保存する．

3 保健師助産師看護師法

1．定義
①保健師：厚生労働大臣の免許を受けて，保健師の名称を用いて，保健指導に従事することを業とする者．
②助産師：厚生労働大臣の免許を受けて，助産・妊婦・じょく婦・新生児の保健指導を行うことを業とする女子．
③看護師：厚生労働大臣の免許を受けて，傷病者・じょく婦に対する療養上の世話・診療の補助を行うことを業とする者．
④准看護師：都道府県知事の免許を受けて，医師・歯科医師・看護師の指示を受けて，看護師の業務として規定することを業とする者．

2．免許
(1) 登録
試験に合格し，申請により名簿に登録して免許を受ける．
①保健師：保健師国家試験・看護師国家試験．
②助産師：助産師国家試験・看護師国家試験．
③看護師：看護師国家試験．

④准看護師：准看護師試験．

(2) 欠格事由
罰金刑以上に処せられた者，保健師・助産師・看護師・准看護師の業務に関し犯罪・不正の行為があった者，心身の障害により業務を適正に行うことができない者，麻薬・大麻・あへんの中毒者．

3．業務
① 保健師・助産師・看護師・准看護師でない者は，これらや類似する名称を用いて業をしてはならない．
② 保健師は，傷病者の療養上の指導を行う場合は主治の医師・歯科医師の指示を受ける．
③ 保健師・助産師・看護師・准看護師は，主治の医師・歯科医師の指示があった場合を除いて，診療機械の使用，医薬品の授与，医薬品の指示，衛生上危害を生ずるおそれのある行為をしてはならない．ただし，臨時応急手当，助産師のへその緒切り・浣腸等の他助産師業務に付随する行為は除く．

診療放射線技師法

1．定義
① 放射線：α線，β線，γ線，100万電子ボルト以上のエネルギーを有する電子線，X線，政令で定める電磁波・粒子線．
② 診療放射線技師：厚生労働大臣の免許を受けて，医師・歯科医師の指示の下に，放射線を人体に対して照射することを業とする者．

2．免許
① 登録：診療放射線技師国家試験に合格し，申請により名簿に登録して厚生労働大臣の免許を受ける．
② 欠格事由：心身の障害により業務を適正に行うことができない者，診療放射線技師の業務に関して犯罪・不正の行為があった者．

3．業務
① 医師・歯科医師・診療放射線技師でなければ，放射線を人体に照射する業をしてはならない．
② 診療の補助として，医師・歯科医師の指示の下に磁気共鳴画像診断装置・その他の画像診断装置での検査を行うことができる．
③ 医師・歯科医師の具体的な指示を受けなければ，放射線を人体に照射してはならない．

④医師・歯科医師の指示を受けて出張してX線を照射する場合や集団健診の場合を除いて，病院・診療所以外の場所で業務を行ってはならない．
⑤放射線を人体に照射した時は，遅滞なく照射録を作成し，指示した医師・歯科医師の署名を受ける．

5 臨床工学技士法

1．定義
①生命維持管理装置：人の呼吸・循環・代謝の機能の一部を代替・補助する装置．
②臨床工学技士：厚生労働大臣の免許を受けて，臨床工学技士の名称を用いて，医師の指示の下に，生命維持管理装置の操作・保守点検を行うことを業とする者．

2．免許
①登録：臨床工学技士国家試験に合格し，申請により名簿に登録して厚生労働大臣の免許を受ける．
②欠格事由：罰金刑以上に処せられた者，臨床工学技士の業務に関して犯罪・不正の行為があった者，心身の障害により業務を適正に行うことができない者，麻薬・大麻・あへんの中毒者．

3．業務
①診療の補助として生命維持管理装置の操作を業とすることができる．
②医師の具体的な指示を受けなければ，生命維持管理装置の操作を行ってはならない．生命維持管理装置操作の一環として動脈留置カテーテルを経た人体への血液・気体・薬剤の注入と血液・気体の抜き取り，電気刺激の負荷が可能．

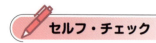

セルフ・チェック

A 次の文章で正しいものに○，誤っているものに×をつけよ．

	○	×
1. 医師法は医療提供施設の開設・管理，施設の整備に必要な事項を定める．	□	□
2. 医師法は医業の広告可能な事項を定める．	□	□
3. 地域保健法は医療計画について定める．	□	□
4. 診療に従事する医師は3年以上の臨床研修を受ける．	□	□
5. 医師は死体を検案して異状を認めた時は72時間以内に所轄警察署に届け出る．	□	□
6. 診療録は10年間保存する．	□	□
7. 看護師は厚生労働大臣の免許を受けて傷病者・じょく婦に対する療養上の世話・診療の補助を行う．	□	□
8. 保健師・助産師・看護師・准看護師は診療機械の使用，医薬品の授与，医薬品の指示を自らの判断でできる．	□	□
9. 診療放射線技師は厚生労働大臣の免許を受けて自らの判断で放射線を人体に照射できる．	□	□
10. 臨床工学技士は生命維持管理装置操作の一環として動脈留置カテーテルを経た人体への血液・気体・薬剤の注入，血液・気体の抜き取り，電気刺激の負荷ができる．	□	□

B

1. 罰金以上の刑に処せられた者が**欠格事由にない**のはどれか．
   - □ ① 医　師
   - □ ② 看護師
   - □ ③ 助産師
   - □ ④ 診療放射線技師
   - □ ⑤ 臨床工学技士

A 1-×（医療法），2-×（医療法），3-×（医療法），4-×（2年以上），5-×（24時間以内），6-×（5年間），7-○，8-×（主治の医師・歯科医師の指示があった場合を除いてできない），9-×（医師・歯科医師の具体的な指示の下に），10-○

B 1-④（臨床検査技師も同様に，罰金刑以上に処せられた者について欠格事由にない）

C 薬事法規

学習の目標
- [ ] 毒物及び劇物取締法
- [ ] 医薬品医療機器等法
- [ ] 麻薬及び向精神薬取締法
- [ ] 大麻取締法

1 毒物及び劇物取締法

1．定義
①毒物：医薬品・医薬部外品以外で毒性を有する物．
②劇物：医薬品・医薬部外品以外で劇性を有する物．
③特定毒物：著しい毒性を有する毒物．

2．毒物・劇物の製造・販売等
製造・輸入・販売の登録・登録基準，営業の登録，毒物劇物取扱責任者に関する事項．

3．毒物・劇物の取扱い
盗難・紛失，飛散・漏れの防止，飲食物の容器の毒物・劇物用としての使用禁止．

4．毒物・劇物の表示
①容器・被包に，「医薬用外」の文字．
②毒物：赤地に白色で「毒物」の文字．
③劇物：白地に赤色で「劇物」の文字．
④名称，成分，含量，解毒剤の名称，厚生労働省令で定める事項．
⑤貯蔵・陳列場所に，「医薬用外」と「毒物」，「劇物」の文字を表示．

5．特定の用途に供される毒物・劇物の販売等
農業用は着色した物を販売，一般消費者用は基準に適合した物を販売．

6．毒物・劇物の交付禁止
18歳未満の者，心身障害により危害防止の措置ができない者，麻薬・大麻・あへん・覚せい剤の中毒者．

医薬品，医療機器等の品質，有効性及び安全性の確保等に関する法律（医薬品医療機器等法）

1．定義
① 医薬品：日本薬局方収載物，疾病の診断・治療・予防に使用する物，身体の構造・機能に影響を及ぼす物．
② 医薬部外品：人体に対する作用が緩和な物で，口臭・あせも・脱毛の防止，はえ・蚊防除などに使用．
③ 化粧品：身体を清潔にし，美化，魅力を増し，容貌を変え，皮膚・毛髪を健やかに保つために，塗擦・散布する方法で使用する物．
④ 医療機器：疾病の診断・治療・予防に使用する機械器具．身体の構造・機能に影響を及ぼすことを目的とする機械器具．
⑤ 指定薬物：中枢神経系の興奮・抑制・幻覚の作用があり，身体に使用された場合に保健衛生上の危害が発生するおそれがある物で，大麻取締法・覚せい剤取締法・麻薬及び向精神薬取締法・あへん法で指定される薬物を除く．

2．薬局
開設の許可と基準，名称の使用制限などの規程．

3．医薬品・医薬部外品・化粧品・医療機器・体外診断用医薬品の製造販売業・製造業
製造販売業の許可・基準・認定・遵守事項などの規程．

4．医薬品等の基準・検定
① 日本薬局方：厚生労働大臣が，医薬品の性状・品質の適正を図るため，薬事・食品衛生審議会の意見をきいて定める．
② 医薬部外品・化粧品・医療機器・再生医療等製品・体外診断用医薬品：薬事・食品衛生審議会で必要な基準を定める．

5．医薬品等の取扱い
(1) 毒薬・劇薬の取扱い
① 毒薬：毒性が強い指定医薬品は，容器・被包に黒地に白枠，白字で品名と「毒」の文字を記載．
② 劇薬：劇性が強い指定医薬品は，容器・被包に白地に赤枠，赤字で品名と「劇」の文字を記載．
③ 表示がない毒薬・劇薬は販売できない．
④ 開封して毒薬・劇薬を販売，授与，貯蔵，陳列してはならない．

⑤厚生労働省令で定める文書の交付を受けなければ，販売・授与できない．

6．医薬品・医薬部外品・化粧品・医療機器等の取扱い
処方箋医薬品の販売，容器・添付文書の記載事項などの規程．

7．医薬品等の広告
誇大広告禁止，特定疾病用医薬品の広告制限．

3 麻薬及び向精神薬取締法

1．麻薬に関する取締り
(1) 免許
①厚生労働大臣の免許：麻薬輸入業者，麻薬輸出業者，麻薬製造業者，麻薬製剤業者，家庭麻薬製造業者，麻薬元卸売業者．
②都道府県知事の免許：麻薬卸売業者，麻薬小売業者，麻薬施用者，麻薬管理者，麻薬研究者．

(2) 禁止・制限
①禁止行為：ジアセチルモルヒネの輸入・輸出・製造・所持・施用，あへん末の輸入・輸出，麻薬原料植物の栽培．
②制限：麻薬の輸出入，製造，譲渡，施用，所持，廃棄，広告．

2．向精神薬に関する取締り
(1) 免許
①厚生労働大臣の免許：向精神薬輸入業者，向精神薬輸出業者，向精神薬製造製剤業者，向精神薬使用業者．
②都道府県知事の免許：向精神薬卸売業者，向精神薬小売業者．

 再生医療等製品

医薬品医療機器等法で承認・許可について定められている．
ヒトや動物の細胞に培養等の加工を施したものであって，身体の構造・機能の再建・修復・形成や疾病の治療・予防を目的として使用するもの．または遺伝子治療を目的として，ヒトの細胞に導入して使用するもの．生きた細胞等を用いるために製品の品質が不均一になることがあり，有効性の確認が困難な特性がある．熱傷治療に用いるヒト自己表皮由来細胞シートや虚血性心疾患による重症心不全の治療に使用されるヒト自己骨格筋由来細胞シートなどがある．

（2）禁止・制限
　輸出入の制限．
3．麻薬中毒者に対する措置
　①麻薬中毒者を診断した医師は，都道府県知事に届け出る．
　②指定する精神保健指定医が診察．
　③麻薬・大麻・あへんの施用を繰り返すおそれが著しい場合は，麻薬中毒者医療施設に入院させることができる．

4 大麻取締法

1．大麻の定義
　大麻草（カンナビス・サティバ・エル）とその製品．大麻草の成熟した茎・種子とその製品を除く．
2．大麻取扱者
　①都道府県知事の免許を受けた大麻栽培者と大麻研究者をいう．
　②大麻取扱者でなければ大麻の所持，栽培，譲受け，譲渡，研究に使用してはならない．
3．免許
　①都道府県知事は，名簿に登録し，大麻取扱者免許証を交付する．
　②大麻取扱者免許を与えない者：麻薬・大麻・あへんの中毒者，禁錮以上の刑に処せられた者，成年被後見人・被保佐人・未成年者．

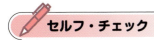

セルフ・チェック

A 次の文章で正しいものに〇，誤っているものに×をつけよ．

	〇	×
1. 毒物は医薬品・医薬部外品以外で毒性を有する物．	□	□
2. 劇物は医薬品・医薬部外品以外で劇性を有する物．	□	□
3. 特定毒物は使用量が多い毒物．	□	□
4. 毒物・劇物は18歳未満の者に交付できる．	□	□
5. 医薬品はすべて日本薬局方収載物である．	□	□
6. 人体に対する作用が緩和な育毛剤は医薬部外品である．	□	□
7. 化粧品は身体に塗擦・散布する方法で使用する物である．	□	□
8. 身体の構造・機能に影響を及ぼすことを目的とする機械器具は医療機器である．	□	□
9. 指定薬物は中枢神経系の興奮・抑制・幻覚の作用がある．	□	□
10. 日本薬局方は厚生労働大臣が医薬品の性状・品質の適正を図るために定める．	□	□
11. 麻薬製造業者は厚生労働大臣の免許が必要である．	□	□
12. ジアセチルモルヒネの所持は制限されている．	□	□
13. 大麻栽培者と大麻研究者は厚生労働大臣の免許が必要である．	□	□

B

1．容器および被包の表示で誤っているのはどれか．
  □ ① 毒物は赤地に白色で「毒物」の文字を表示．
  □ ② 劇物は白地に赤色で「劇物」の文字を表示．
  □ ③ 毒物・劇物は「医薬用外」の文字を表示．
  □ ④ 毒薬は赤地に白枠，白色で「毒」の文字を表示．
  □ ⑤ 劇薬は白地に赤枠，赤色で「劇」の文字を表示．

A 1-〇，2-〇，3-×（著しい毒性を有する毒物），4-×（交付できない），5-×（日本薬局方収載物以外にもある），6-〇，7-〇，8-〇，9-〇，10-〇，11-〇，12-×（禁止されている），13-×（都道府県知事）
B 1-④（黒地）

D 保健衛生法規

学習の目標
- 地域保健法
- 母子保健法
- 健康増進法
- 高齢者の医療の確保に関する法律
- 精神保健福祉法

地域保健法

1．目的
保健所の設置等の地域保健対策を推進し，地域住民の健康の保持増進に寄与する．

2．保健所
①保健所の設置：都道府県，指定都市，中核市，特別区が設置．
②保健所の業務：7章の「A 衛生行政」を参照．

3．市町村保健センター
①市町村保健センターの設置：市町村．
②市町村保健センターの業務：7章の「A 衛生行政」を参照．

母子保健法

6章の「C 母子保健」を参照．

健康増進法

1．目的
国民の栄養の改善，健康の増進を図り，国民保健の向上を図る．

2．施策
(1) 国民健康・栄養調査の実施
毎年，国民の身体の状況，栄養摂取量，生活習慣の状況を調査．

(2) 保健指導等
①市区町村による生活習慣相談，健康増進事業等の実施．
②都道府県による専門的な栄養指導，その他の保健指導の実施．

③栄養指導員の保健所への配置．
(3) 特定給食施設等
　特定給食施設の届出，栄養管理，指導，勧告，立入調査の実施．
(4) 受動喫煙の防止
　学校，病院，飲食店等の多数の者が利用する施設の管理者は，受動喫煙防止に努めなければならない．
(5) 特別用途表示等（特別用途食品，特定保健用食品）
　乳児用，幼児用，妊産婦用，病者用等の表示に関して定める．

高齢者の医療の確保に関する法律

1．目的
　国民の高齢期における適切な医療を確保して，国民保健の向上と高齢者の福祉の増進を図る．
2．施策
①医療費適正化の推進：医療費適正化計画，特定健康診査等．
②後期高齢者医療制度：
・被保険者：75歳以上の者，65歳以上75歳未満の者で法定の障害がある者．
・後期高齢者医療給付：都道府県の後期高齢者医療広域連合が運営．
・療養の給付，入院時食事療養費等の支給．

精神保健及び精神障害者福祉に関する法律（精神保健福祉法）

1．目的
　精神障害者の医療と保護，社会復帰の促進と自立，社会経済活動への参加の促進のために必要な援助を行う．
2．施策
①精神保健福祉センター：都道府県が設置．
②地方精神保健福祉審議会：都道府県が設置．
③精神医療審査会：都道府県が入院の必要性を審査するために設置．
④精神保健指定医，登録研修機関，精神科病院，精神科救急医療体制を定める．
⑤入院：任意入院，措置入院，医療保護入院の規程．

⑥精神科病院における処遇等：入院の必要性の審査，入院患者の行動制限，報告，退院請求，改善命令等．
⑦精神障害者保健福祉手帳：都道府県知事が申請に基づいて交付．
⑧相談指導等：都道府県と市区町村の広報活動．精神保健福祉センターや保健所等に精神保健福祉相談員を配置．
⑨精神障害者社会復帰促進センター：厚生労働大臣が指定し，精神障害者の社会復帰促進に関する活動を行う．

E 予防衛生法規

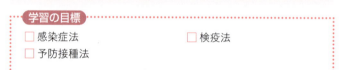

学習の目標
☐ 感染症法
☐ 予防接種法
☐ 検疫法

感染症の予防及び感染症の患者に対する医療に関する法律（感染症法）

1．目的
感染症の予防と感染症の患者の医療に関して必要な措置を定める．

2．基本指針
厚生労働大臣は，感染症の予防の総合的な推進を図るための基本指針を定める．都道府県は，基本指針に即して予防計画を定める．

3．施策
①感染症の分類：一類～五類感染症，新型インフルエンザ等感染症，指定感染症，新感染症．
②感染症に関する情報の収集・公表：医師・獣医師による届出，感染症の発生状況・動向の把握・原因調査．
③就業制限等の措置：検体採取，健康診断，就業制限，入院，移送，退院など．
④消毒等の措置：検体の採取・収去，消毒，ねずみ族・昆虫等の駆除，生活用水の使用制限，交通の制限・遮断など．
⑤医療：入院患者の医療，結核患者の医療，感染症指定医療機関，診療報酬の基準・請求・審査・支払．

⑥新型インフルエンザ等感染症の発生と実施する措置等の情報の公表：感染防止のための協力，建物に係る措置．
⑦新感染症：新感染症の発生と実施する措置等の情報の公表，検体採取，健康診断，入院，移送，退院，患者の処遇に関する苦情の申出，消毒．
⑧結核：定期健康診断の実施・受診義務・記録・通報・報告，結核患者の届出・登録・精密検査・訪問指導・医師の指示．
⑨感染症の病原体を媒介するおそれのある動物の輸入に関する措置：輸入禁止，検疫，検査に基づく措置，届出．
⑩特定病原体の分類：一種病原体等，二種病原体等，三種病原体等．
・一種病原体等：譲渡・譲受けの禁止．
・二種病原体等：所持や輸入の許可，譲渡や譲受けの制限．
・三種病原体等：所持や輸入の届出．

予防接種法

1．予防接種基本計画等
①予防接種の分類：A類疾病とB類疾病に分類．
②予防接種基本計画：厚生労働大臣が定める．

2．定期の予防接種等の実施
①定期接種の実施：市区町村は政令で定めるA類とB類疾病の定期接種を行う．都道府県は臨時接種を行う．
②定期接種の勧奨等：予防接種の勧奨，予防接種を行ってはならない場合，予防接種を受ける努力義務を定める．

3．定期の予防接種等の適正な実施のための措置
予防接種等による症状の報告，医薬品医療機器総合機構（PMDA）による情報の整理・調査．

4．定期の予防接種等による健康被害の救済措置
厚生労働大臣が認定した健康被害の救済措置．

検疫法

1．目的
国内に常在しない感染症の病原体が船舶・航空機を介して国内に侵

入することを防止し,感染症の予防に必要な措置を講ずる.
2.検疫
①検疫感染症:一類感染症,新型インフルエンザ等感染症,政令で定めた感染症とその疑似症患者を対象.
②検疫:入港等の禁止,交通等の制限など.
3.検疫所が行うその他の衛生業務
応急措置,ねずみ族の駆除,申請による検査,検疫感染症以外の感染症の診察,都道府県との連携,調査・衛生措置,情報の収集・提供.

医薬品医療機器総合機構(PMDA:Pharmaceuticals and Medical Devices Agency)
厚生労働省所管の独立行政法人で,医薬品・医療機器・再生医療等製品等の承認審査,安全対策,健康被害救済の業務を行う.
承認審査では,医薬品・医療機器の品質・有効性・安全性について,治験前から承認までを一貫した体制で指導・審査する.安全対策では,医薬品・医療機器の市販後における安全性に関する情報の収集,分析,提供を行う.健康被害救済では,医薬品の副作用や生物由来製品を介した感染等による健康被害に対して,迅速な救済を図る.

セルフ・チェック

A 次の文章で正しいものに○，誤っているものに×をつけよ．

	○	×
1. 三種病原体等は譲渡や譲受けが禁止されている．	□	□
2. 後期高齢者医療は市区町村の後期高齢者医療広域連合が運営する．	□	□
3. 検疫所が行う業務にねずみ族の駆除がある．	□	□
4. 地方精神保健福祉審議会は都道府県が入院の必要性を審査するために設置する．	□	□
5. 感染症法に基づく届出に獣医師による届出がある．	□	□
6. 精神疾患による入院の方法は地域保健法で定める．	□	□
7. 厚生労働大臣は予防接種基本計画を定める．	□	□
8. 感染症流行の際には必要に応じて交通の遮断ができる．	□	□
9. 地域保健法は地域住民の健康の保持増進に寄与することを目的とする．	□	□
10. 検疫は国外の病原体が船舶・航空機を介して国内に侵入するのを防ぐ．	□	□
11. 都道府県は感染症法に基づいて感染症の予防計画を定める．	□	□
12. 特定健康診査は健康増進法に基づく．	□	□

B

1. 健康増進法に基づかないものはどれか．
   - □ ① 国民健康・栄養調査
   - □ ② 特別用途食品の表示
   - □ ③ 栄養成分の表示
   - □ ④ 特定給食施設の規定
   - □ ⑤ 受動喫煙の防止

A 1-×（一種病原体等），2-×（都道府県），3-○，4-×（精神医療審査会），5-○，6-×（精神保健福祉法），7-○，8-○，9-○，10-○，11-○，12-×（高齢者の医療の確保に関する法律）

B 1-③（食品表示法）

F　環境衛生法規

学習の目標
- □ 食品衛生法
- □ 環境基本法
- □ 公害健康被害の補償等に関する法律

食品衛生法

1．目的
食品の安全性の確保のために公衆衛生の見地から必要な規制等の措置を講じて，国民の健康の保護を図る．

2．食品や添加物等の取扱い
（1）販売等の禁止
① 腐敗，変敗，未熟なもの．
② 有毒・有害な物質を含有・付着，または疑いがあるもの．
③ 病原微生物で汚染されているものや疑いのあるもの．
④ 不潔，異物の混入・添加などで健康を損なうおそれがあるもの．

（2）食品等の規格・基準
厚生労働大臣は，食品や添加物の製造基準や成分規格を定めることができる．規格・基準に適合しない食品等は販売等が禁止される．

（3）表示の基準
表示基準がある場合，基準に適合しないものは販売等をしてはならない．

（4）食品の輸入
販売や営業のための食品等の輸入は，厚生労働大臣に届出が必要．

3．営業許可と施設基準
① 営業許可：飲食店等は都道府県知事等の許可が必要．
② 許可期間：5年以内．
③ 施設基準：都道府県知事が業種ごとに施設基準を定める．
④ 食品衛生責任者：飲食店営業，喫茶店営業，食肉販売業，氷雪販売業等は，食品衛生責任者を置かなければならない．

4．監視指導
保健所に食品衛生監視員を配置し，営業施設を監視・指導．

環境基本法

1. 目的
環境保全の基本理念と環境保全施策の基本事項を定める.

2. 基本理念
環境の恵沢の享受と継承, 環境への負荷の少ない持続的発展が可能な社会の構築, 国際的協調による地球環境保全の積極的推進.

3. 環境の保全に関する基本的施策
①環境基本計画:政府が定める.
②環境基準:大気汚染, 水質汚濁, 土壌汚染, 騒音について, 人の健康を保護し, 生活環境を保全する基準を定める.
③特定地域における公害の防止:都道府県が公害防止計画を作成.
④国が講ずる環境の保全のための施策:環境影響評価の推進, 環境保全上の支障を防止する規制・経済的措置, 環境保全に関する施設整備・事業推進, 環境負荷を低減する製品の利用促進.
⑥地球環境保全に関する国際協力等:地球環境保全に関する国際協力, 監視・観測の国際的連携の確保.

4. 環境の保全に関する審議会その他の合議制の機関等
①環境の保全に関する審議会:中央環境審議会, 都道府県・市区町村の環境の保全に関する審議会, その他の合議制の機関の設置.
②公害対策会議:環境省に設置.

食品衛生法における食品・添加物・器具・容器包装の定義

食品衛生とは, 食品, 添加物, 器具, 容器包装を対象とする飲食に関する衛生である.
食品とは, 医薬品・医薬部外品・再生医療等製品以外のすべての飲食物をいう.
添加物とは, 食品の製造や加工・保存の目的で, 食品に添加・混和などの方法で使用する物をいう.
器具とは, 食品や添加物の採取, 製造・加工・調理・貯蔵・運搬・陳列・授受・摂取に用いられ, 食品や添加物に直接接触する機械・器具をいう.
容器包装とは, 食品や添加物を入れたり, 包んでいる物で, 食品や添加物を授受する場合にそのままで引き渡すものをいう.

公害健康被害の補償等に関する法律

1．目的
大気汚染や水質汚濁による健康被害の損害を塡補する補償と被害者への福祉事業，大気汚染による健康被害を予防する事業を行う．

2．地域および疾病の指定
①第一種地域：大気汚染の影響による疾病が多発している地域．
②第二種地域：大気汚染や水質汚濁の原因物質との関係が明らかな疾病が多発している地域．

3．補償給付等
①補償給付の種類：療養の給付・療養費，障害補償費，遺族補償費，遺族補償一時金，児童補償手当，療養手当，葬祭料．
②認定：公害健康被害認定審査会の意見をきき，都道府県が認定．
③公害健康被害認定審査会：都道府県や指定都市に設置．
④公害保健福祉事業：被認定者の健康を回復・保持・増進させて福祉を増進し，第一種地域や第二種地域の指定疾病による被害を予防するリハビリテーション，転地療養を行う．

G　労働衛生法規

学習の目標
☐ 労働基準法
☐ 労働者災害補償保険法
☐ 労働安全衛生法

労働基準法

1．目的
労働者が人たるに値する生活を営むための最低限の基準．

2．労働条件の原則
労使対等，均等待遇，男女同一賃金の原則，強制労働の禁止，中間搾取の排除，公民権行使の保障．

3．労働契約
本法違反の契約の無効，契約期間，労働条件の明示，賠償予定の禁

止，前借り金相殺の禁止，強制貯金，解雇制限，解雇の予告について規定．

4．賃金
賃金の支払，非常時払，休業手当，出来高払制の保障給，最低賃金について規定．

5．労働時間，休憩，休日，年次有給休暇
労働時間（1日8時間，週40時間），休日（毎週1回），時間外・休日の労働，時間外・休日・深夜の割増賃金，年次有給休暇．

6．年少者
最低年齢，年少者の証明書，未成年者の労働契約，労働時間・休日，深夜業，危険有害業務の就業制限，坑内労働の禁止，帰郷旅費．

7．妊産婦等
坑内業務の就業制限，危険有害業務の就業制限，産前産後の休業，育児時間，生理日休暇．

8．災害補償
業務上疾病に対する療養補償，休業補償，障害補償など．

9．就業規則
常時10人以上の労働者を使用する使用者に作成・届出の義務．

労働安全衛生法

1．目的
労働災害防止のための危害防止基準を確立し，職場の労働者の安全と健康を確保し，快適な職場環境の形成を促進する．

2．事業者等の責務
労働災害防止の最低基準を守り，労働者の安全と健康を確保する．

3．労働災害防止計画
厚生労働大臣が労働政策審議会の意見をきいて策定．

4．安全衛生管理体制
安全委員会，衛生委員会，安全衛生委員会の規程．

5．労働者の危険・健康障害を防止するための措置
技術上の指針等の公表，違法な指示の禁止．

6．機械・危険物・有害物に関する規制
製造禁止・許可，化学物質の危険性・有害性の調査・措置等．

7．労働者の就業にあたっての措置
雇入れ時・作業内容変更時・危険有害業務就業時の安全衛生教育．

8．健康の保持増進のための措置
作業環境の測定・評価・管理，健康診断の実施，健康診断結果について医師等からの意見聴取・事後措置・通知，保健指導，面接指導，健康管理手帳，受動喫煙防止，健康教育，ストレスチェック・面接・措置，国の援助．

9．快適な職場環境の形成のための措置
事業者の講ずる措置，指針の公表．

10．免許等
衛生管理者・ボイラー技師等の免許に関する規程．

11．事業場の安全・衛生に関する改善措置等
特別安全衛生改善計画・安全衛生改善計画の作成の指示，安全衛生診断，労働安全コンサルタント・労働衛生コンサルタントの規程．

労働者災害補償保険法

1．目的
業務・通勤による労働者の負傷・疾病・障害・死亡等に迅速かつ公正な保護をするために必要な保険給付を行う．

2．労働者災害補償保険
① 運営：政府が管掌し，業務・通勤による労働者の負傷，疾病，障害，死亡に対する保険給付と社会復帰促進等事業を行う．
② 対象者：労働者を使用する事業を適用事業とし，国の直営事業・官公署の事業は適用しない．
③ 保険給付：業務災害に対する療養補償・休業補償・障害補償・遺族補償・葬祭料・傷病補償年金・介護補償，通勤災害に対する療養・休業・障害・遺族・葬祭・傷病年金・介護の給付．

3．二次健康診断等給付
業務上の事由による脳血管疾患・心疾患の検査，保健指導．

4．社会復帰促進等事業
社会復帰促進事業，被災労働者・遺族の援護事業，労働者の安全衛生の確保・保険給付の適切な実施の確保・賃金支払の確保の事業．

H 社会保障・福祉関連法規

学習の目標
- [ ] 生活保護法
- [ ] 障害者基本法
- [ ] 障害者総合支援法

生活保護法

1．目的
困窮の程度に応じて必要な保護を行い，最低限度の生活を保障し，自立を助長する．

2．基本的な考え方
①無差別平等：保護は無差別平等に受けることができる．
②最低限度の生活：健康で文化的な生活水準を保障．
③保護の補足性：保護は，生活に困窮する者が利用しうる資産，能力等のすべてを生活の維持に活用することを要件とする．
④扶養義務者の扶養・扶助は，生活保護に優先する．

3．保護の原則
申請保護の原則，基準と程度の原則，必要即応の原則，世帯単位の原則．

4．保護の種類と範囲
①生活扶助：日用品等．金銭給付．
②教育扶助：教科書，学用品類，給食等．金銭給付．
③住宅扶助：住居の提供や修理．金銭給付．
④医療扶助：健康保険給付範囲の医療．現物給付．
⑤介護扶助：要介護者の居宅や福祉関係用品等．現物給付．
⑥出産扶助：分娩とそれに伴う材料．金銭給付．
⑦生業扶助：暮らしていくための金品．金銭給付．
⑧葬祭扶助：葬儀等に対する金品の支給．金銭給付．

5．保護の決定・実施機関
①実施機関：福祉事務所を管理する都道府県知事・市区町村長が保護を決定し，保護を実施する．
②保護の開始・変更：保護を受ける者の申請に基づく．

③職権による保護の開始および変更：保護の実施機関が決定．

6．保護施設の種類と医療機関等の指定
　①保護施設：救護施設，更生施設，医療保護施設，授産施設．
　②医療機関・介護機関・助産機関・施術機関の指定．

7．就労支援
　就労自立給付金の支給，被保護者就労支援事業．

障害者基本法

1．目的
　障害者の自立と社会参加の支援等のための施策に関し，基本原則を定め，施策を総合的・計画的に推進する．

2．障害者の定義
　身体障害，知的障害，精神障害（発達障害を含む），その他の心身の機能の障害がある者で，障害と社会的障壁により継続的に日常生活・社会生活に相当な制限を受ける状態にある者．

3．施策
　①施策の基本方針：施策は，障害者の状態・生活の実態に応じて，連携の下に総合的に策定・実施する．
　②障害者基本計画：政府は障害者基本計画を，都道府県は都道府県障害者計画を，市区町村は市町村障害者計画を策定する．

4．障害者の自立・社会参加の支援等のための基本的施策
　①医療・介護等：生活機能の回復・取得・維持に必要な医療の給付・リハビリテーションの提供．医療，介護，保健，生活支援，自立のための適切な支援．
　②年金等：障害者の自立および生活の安定に資する．

 生活保護の4つの原則
①申請保護の原則：保護は要保護者やその扶養義務者などの申請に基づいて開始する．②基準と程度の原則：厚生労働大臣が定める基準で要保護者の需要を測り，最低限度の生活を満たすために不足する分を保護で補い，過剰にならないようにする．③必要即応の原則：保護は要保護者や世帯の状況を考慮して実施する．④世帯単位の原則：世帯を単位として保護の要否や程度を定める．

③その他：教育，療育，雇用促進，住宅の確保，公共的施設のバリアフリー化，情報の利用におけるバリアフリー化など．

障害者の日常生活及び社会生活を総合的に支援するための法律（障害者総合支援法）

1．目的
障害福祉サービスの給付，地域生活支援事業等の支援を総合的に行い，障害者・障害児の福祉の増進を図る．

2．市区町村・都道府県・国の責務
①市区町村：障害者等の生活の実態を把握し，自立支援給付・地域生活支援事業の総合的・計画的実施．必要な情報提供・相談・調査・指導・権利擁護を行う．
②都道府県：市町村に助言・情報提供，自立支援医療費支給・地域生活支援事業，専門的な相談・指導を行う．
③国：市区町村・都道府県に助言・情報提供．

3．対象者
身体障害者・児，知的障害者・児，精神障害者・児，難病患者．

4．自立支援給付
市区町村に申請．介護給付費，特例介護給付費，訓練等給付費，特例訓練等給付費，特定障害者特別給付費，特例特定障害者特別給付費，地域相談支援給付費，特例地域相談支援給付費，計画相談支援給付費，特例計画相談支援給付費，自立支援医療費，療養介護医療費，基準該当療養介護医療費，補装具費・高額障害福祉サービス等給付費の支給．

5．地域生活支援事業
①市区町村の事業：理解促進研修・啓発事業，自発的活動支援事業，相談支援事業，成年後見制度利用支援事業，成年後見制度法人後見支援事業，意思疎通支援事業，日常生活用具給付等事業など．
②都道府県の事業：専門性の高い相談支援事業，専門性の高い意思疎通支援を行う者の養成研修事業など．

6．障害福祉計画
国は基本指針を，都道府県は都道府県障害福祉計画を，市区町村は市町村障害福祉計画を策定．

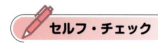

セルフ・チェック

A 次の文章で正しいものに○,誤っているものに×をつけよ.

	○	×
1. 病原微生物で基準以上に汚染されている食品は販売が禁止されている.	□	□
2. 規格・基準に適合しない食品は販売が禁止されている.	□	□
3. 飲食店は厚生労働大臣の営業許可が必要である.	□	□
4. 食肉販売業は食品衛生責任者を置かなければならない.	□	□
5. 公害健康被害の補償等に関する法律に基づいて騒音の環境基準が定められている.	□	□
6. 国が講ずる環境の保全のための施策に環境負荷を低減する製品の利用促進がある.	□	□
7. 環境基本法は地球環境保全に関する国際協力を推進する.	□	□
8. 公害による健康被害の認定は環境大臣が行う.	□	□
9. 公害保健福祉事業は被認定者の健康の回復・保持・増進を図る.	□	□
10. 労働基準法は人たるに値する生活を営むための十分な労働条件の基準を定める.	□	□
11. 労働条件の原則に男女別の賃金の原則がある.	□	□
12. 労働基準法に違反する労働契約は無効である.	□	□
13. 労働基準法は賃金の支払について定めている.	□	□
14. 労働安全衛生法は基本となる労働時間や休暇について定めている.	□	□
15. 労働者の安全・衛生は,労働安全衛生法に定める.	□	□
16. 年少者と高齢者には危険有害業務の就業制限がある.	□	□
17. 常時50人以上の労働者を使用する使用者は就業規則を作成する義務がある.	□	□
18. 厚生労働大臣は労働災害防止計画を策定する.	□	□

A 1-○, 2-○, 3-×(都道府県知事等), 4-○, 5-×(環境基本法), 6-○, 7-○, 8-×(都道府県), 9-○, 10-×(最低限の労働条件の基準), 11-×(男女同一賃金), 12-○, 13-○, 14-×(労働基準法), 15-○, 16-×(年少者と妊産婦), 17-×(10人以上), 18-○

19. 危険有害業務就業時に安全衛生教育を行う． ☐ ☐
20. 労働者の健康保持増進措置にストレスチェックがある． ☐ ☐
21. 労働者災害補償保険は健康保険の保険者が管掌する． ☐ ☐
22. 労働者災害補償保険は被災労働者・遺族の援護事業を行う． ☐ ☐
23. 生活保護は申請者が利用しうる資産や能力等のすべてを生活の維持に活用することを要件とする． ☐ ☐
24. 生活保護は無差別平等に受けることができる． ☐ ☐

B

1．法律と施策の組合せで**誤っている**のはどれか．
   ☐ ① 障害者総合支援法 ―――――― 地域生活支援事業
   ☐ ② 公害健康被害の補償等に関する法律 ―――― 公害対策会議
   ☐ ③ 労働者災害補償保険 ―――――― 社会復帰促進事業
   ☐ ④ 生活保護法 ―――――― 医療保護施設
   ☐ ⑤ 食品衛生法 ―――――― 食品の成分規格

2．生活保護で現物給付が原則であるのはどれか．**2つ選べ**．
   ☐ ① 生活扶助
   ☐ ② 介護扶助
   ☐ ③ 教育扶助
   ☐ ④ 医療扶助
   ☐ ⑤ 住宅扶助

A 19-◯，20-◯，21-×（政府），22-◯，23-◯，24-◯
B 1-②（環境基本法），2-②と④（他は金銭給付）

索引

和文

あ

悪臭 46
悪性新生物 95
アクティブ80ヘルスプラン 98
アジェンダ21 39
アニサキス食中毒 82
アフラトキシン 83
アルマ・アタ宣言 125
安全衛生管理体制 165

い

医学 1
医学概論 1
閾値 73
医師法 146
医事法規 145
イタイイタイ病 70
一次予防 15
一般衛生行政 112
一般健康診断 108
違反行為を行わせた法人や人に対する罰則 142
医薬品, 医療機器等の品質, 有効性及び安全性の確保に関する法律 152
医薬品医療機器等法 152
医薬部外品 152
医療 1
医療安全 10
医療安全管理体制 10
医療安全支援センター 11
医療関連感染 52
医療機関 5
医療機器 152
医療協力 121
医療計画 3, 146
医療圏 4
医療事故調査・支援センター 146
医療事故調査制度 11
医療従事者 5
医療制度 7
医療扶助 5
医療法 145
医療保険 114
医療保護入院 105
医療倫理 11
因果関係 30
飲食物による感染 50
陰性反応的中度 17
院内感染 52
インフォームドアセント 12
インフォームドコンセント 12

う

ウイルス性食中毒 82
ウェルシュ菌食中毒 81
後向き研究 32
後向きコホート研究 33

え

衛生学 1
衛生行政 112
衛生検査所 137
衛生検査所開設者の義務 140
衛生検査所の登録 138
衛生検査所の登録に関する罰則 142

衛生検査所の登録の変更　140
栄養保健　77
疫学　29, 30
疫学指標　31
疫学調査法　31
エビデンス　36
エビデンスのレベル　36
エラー　30
エンテロトキシン　81

お

応急入院　105
黄色ブドウ球菌食中毒　81
横断研究　32
オゾン層破壊　39
オタワ憲章　125
オッズ比　33, 35
温熱環境　41

か

介護医療院　102
介護給付　116
介護の状況　26
介護保険　115
介護保険施設　102
介護療養型医療施設　102
介護老人福祉施設　102
介護老人福祉施設サービス　116
介護老人保健施設　102
介護老人保健施設サービス　116
外的妥当性　30
貝毒　83
介入研究　34
化学環境　63
化学性食中毒　84
化学的酸素要求量　44, 69
拡大予防接種計画　121
確定的影響　59
確率的影響　59

過重労働　109
学校安全　93
学校精神保健　92
学校伝染病　91
学校保健　91
学校・養成所の指定　133
過労死　109
がん　95
環境衛生法規　162
環境基準　74
環境基本法　163
環境省　114
環境たばこ煙　46
環境保全行政　114
環境リスクの評価　73
看護師　147
患者調査　27
患者の権利の尊重　10
感受性　48, 50
感受性対策　53
感染経路　48, 49, 53
感染経路別予防策　52
感染源　48, 53
感染症の予防及び感染症の患者に対する医療に関する法律　53, 158
感染症発生動向調査事業　56
感染症法　53, 158
感染症流行予測調査事業　56
感染の成立要因　48
感染予防　53
感染予防対策　52
感度　16
カンピロバクター食中毒　81
管理濃度　74
寒冷　60

き

気圧　60
記述疫学　31

寄生虫性食中毒　82
キノコ中毒　82
キャリア　48
救急医療　4
業務　136
業務上疾病　107
寄与危険度　35
居宅サービス　116
許容濃度　74
緊急措置入院　105
金属　65

く

空気環境　40
空気感染　49
空気の組成　40
偶然誤差　30

け

ケアプラン　116
頸肩腕症候群　110
系統誤差　30
系統的レビュー　36
劇物　151
化粧品　152
下水　44
下水処理　44
結核　51, 124
欠格事由　129
減圧症　60
検疫感染症　51, 160
検疫法　159
健康管理　107
健康診断（学校保健）　93
健康増進法　102, 156
健康日本21　98
健康日本21（第2次）　98
健康の定義　2
健康の保持増進　77
健康保険　7
検査後確率　17
検査室　138
検査前確率　17
検体検査　127, 130
検体採取　132
憲法第25条　2

こ

行為者に対する罰則　142
高温　60
公害健康被害の補償等に関する法律　164
公害健康被害補償法　70
公害のエピソード　69
高額療養費制度　114
後期高齢者医療制度　8, 157
合計特殊出生率　22
公衆衛生学　1
向精神薬　153
厚生年金　115
厚生労働省　112
厚生労働省令で定める生理学的検査　127
交代制勤務　109
後天性免疫　50
交絡因子　30
高齢者の医療の確保に関する法律　100, 157
高齢者医療確保法　100
高齢者福祉　117
高齢者保健福祉対策　100
国際機関　121
国際協力機構　122
国際生活機能分類　18
国際保健　121
国際連合　122
国勢調査　22
国民医療費　6

国民栄養の現状　77
国民皆保険　4, 114
国民健康・栄養調査　77, 156
国民健康づくり対策　97
国民健康保険　7
国民生活基礎調査　26
国民年金　115
国民年金基金　115
国連環境計画　123
国連合同エイズ計画　122
個人識別符号　13
個人情報　13
個人情報保護　12
個人データ　13
国家試験　132
コホート研究　33
雇用保険　115
婚姻　25
根拠に基づく医療　2

さ

災害医療　4
細菌性食中毒　80
採血と検体採取　132
再興感染症　51
最小影響量　73
再生産率　22
最大無毒性量　73
在宅医療　102
再免許　129
作業環境管理　107
作業管理　107
作業日誌　139
サルモネラ菌属食中毒　80
産業医　108
産業疲労　109
産業保健　107
三次予防　15
酸性雨　40

し

死因　24
紫外線　59
シガテラ毒魚（南方産有毒魚）　84
市区町村　112
試験　132
試験委員等の罰則　142
試験の手続き　133
死産率　87
自然受動免疫　50
自然毒食中毒　82
自然能動免疫　50
市町村保健センター　113, 156
疾病・障害統計　26
疾病・障害の概念　18
指定感染症　54
指定都市　112
指定薬物　152
児童福祉　117
児童福祉法　117
死亡　23
社会福祉　5, 6, 117
社会復帰促進等事業　166
社会保険　114
社会保障制度　5
社会保障・福祉関連法規　167
就業規則　165
周産期死亡率　87
従属人口　21
縦断研究　32
受験資格　132
出生　22
出生率　22
受動喫煙　46
ジュネーブ宣言　10
守秘義務　136
守秘義務違反　142
受療率　27

循環型社会形成推進基本法　45
准看護師　147
純再生産率　23
遵守事項　136
障害者基本法　168
障害者総合支援法　117, 169
障害者の日常生活及び社会生活を総合的に支援するための法律　117, 169
障害福祉計画　169
少子高齢化　3
上水　42
浄水法　43
傷病手当金　115
症例対照研究　33
食中毒　79
食品安全および食品衛生　78
食品衛生行政　78
食品衛生法　162
食品監視　84
食品添加物　78
食品に残留する物質の規制　79
恕限度　40
助産師　147
自立支援給付　169
飼料添加物　79
新型インフルエンザ等感染症　54
新感染症　54
新興感染症　51
人工受動免疫　51
人口静態統計　21
人口置換水準　23
人口動態統計　22
人工能動免疫　50
人口ピラミッド　21
心疾患　96
人獣共通感染症　48
心身障害者福祉　117
新生児（生後4週未満）死亡率　87
新生児マス・スクリーニング　89

振動　60
信用失墜行為の禁止　136
診療ガイドライン　2
診療所　5
診療放射線技師法　148

す

水質汚濁　68
水質基準　43
推奨量　77
推定平均必要量　77
スクリーニング検査　16
健やか親子21（第2次）　89
ストレスチェック　166

せ

生活習慣病　95
生活保護　6
生活保護法　167
青酸含有植物中毒　83
生産年齢人口　21
成人病　95
精神保健　104
成人保健　95
精神保健及び精神障害者福祉に関する法律　157
精神保健指定医　104, 105
精神保健福祉センター　104
精神保健福祉対策　104
精神保健福祉法　104, 157
生態学的研究　32
精度管理責任者　139
政府開発援助　122
生物化学的酸素要求量　44, 69
生物学的モニタリング　74
生物環境　48
生命維持管理装置　149
生命表　25
生命倫理と人権に関する世界宣言　11

生理学的検査　127
世界エイズ・結核・マラリア対策基金　122
世界の死亡統計　124
世界の人口　123
世界の保健状況　123
世界保健機関　121
世界保健機関憲章　2
赤外線　59
接触感染　49
セレウス菌食中毒　81
セレウリド　81
先天性免疫　50

そ

騒音　60
早期新生児（生後1週未満）死亡率　87
総再生産率　23
総則　127
相対危険度　35
早発効果　59
粗死亡率　23
措置入院　105
ソラニン中毒　83

た

第1次国民健康づくり対策　97
第2次国民健康づくり対策　98
第3次国民健康づくり対策　98
第4次国民健康づくり対策　98
大気汚染　67
台帳　139
大麻取締法　154
耐容1日摂取量　74
耐容上限量　77
妥当性　29

ち

地域医療　3
地域生活支援事業　169
地域保健法　156
地域密着型サービス　116
チーム医療　5
地球温暖化　39
地球環境問題　39
腸炎ビブリオ食中毒　80
腸管出血性大腸菌（EHEC）食中毒　80

つ

通院者率　26

て

低出生体重児　88
電離放射線　59

と

糖尿病　97
動物用医薬品　79
登録　129
トータル・ヘルス・プロモーション　110
特異度　16
特殊健康診断　108
特定健康診査　100
特定保健指導　100
毒物　151
毒物及び劇物取締法　151
土壌汚染　69
都道府県　112

な

内的妥当性　29
内分泌かく乱物質　66

に

二次予防　15
日本人の食事摂取基準　77
日本の医療　4

日本の人口　21
日本薬局方収載物　152
入院形態　104
乳児(生後1年未満)死亡率　87
乳幼児健康診査　88
任意入院　104
妊産婦健康診査　88
妊産婦死亡率　87

ね

熱中症　60
年金保険　115
年少人口　21
年齢区分　21
年齢調整死亡率　24

の

脳血管疾患　96
脳卒中　96
農薬　79
ノーマライゼーション　19
ノロウイルス　82

は

バイアス　30
媒介動物による感染　49
廃棄物　45
廃棄物の処理及び清掃に関する法律
　（廃棄物処理法）　45
発がん物質　66
罰則　142
母の年齢階級別死産率　87
半数効果量　73
半数致死量　73
晩発効果　59

ひ

ヒスタミンによるアレルギー様食中毒
　84

非電離放射線　59
ヒポクラテスの誓い　10
病院　5
標準作業書　139
標準予防策　52

ふ

フグ毒　83
物理環境　59
浮遊物質量　44, 69
プライマリー・ヘルスケア　124
粉じん　63
分析疫学　32

へ

平均在院日数　27
平均寿命　25
平均余命　25
へき地医療　4
ヘルシンキ宣言　12
ヘルスプロモーション　124

ほ

放射性同位元素の使用　140
放射性物質　79
放射線　148
保菌者　48
保健衛生法規　156
保健管理　91
保健教育　91
保健師　147
保健師助産師看護師法　147
保健指導　156
保健所　104, 112, 156
母子及び父子並びに寡婦福祉法　117
母児感染　49
母子健康手帳　88
ポジティブリスト制度　79
母子福祉　117

ま

母子保健　87
母子保健法　88, 156
ボツリヌス菌食中毒　82

ま

マイクロ波　59
マイコトキシン（カビ毒）食中毒　83
前向き研究　32
前向きコホート研究　33
麻薬及び向精神薬取締法　153
マラリア　124
慢性砒素中毒　70

み

水俣病　70

む

無影響量　73

め

名称の使用禁止　136
名簿の訂正　130
メタアナリシス　36
メタボリックシンドローム　100
目安量　77
免許　129
免許証の交付　129
免許証の再交付　130
免許の取消　129

も

目標量　77
モントリオール議定書　39

や

薬事法規　151
薬物依存　105

ゆ

有害ガス　63
有機物質　64
有訴者率　26
有病率　33
輸入食品　84

よ

養成所　133
陽性反応的中度　17
溶存酸素　44
溶存酸素量　69
四日市喘息　70
予防医学　15
予防衛生法規　158
予防給付　116
予防接種　55
予防接種法　159
四大公害病　70

ら

ランダム化比較対照試験　34

り

罹患率　33
離婚　25
リサイクル　45
リスク　29
リスクアセスメント　75
リスクアナリシス　75
リスク管理　75
リスクコミュニケーション　75
リスク評価　75
リスク評価の指標　73
リスクファクター　29, 95
リスク分析　75
リスクマネジメント　75
リスボン宣言　10

量影響関係　73
量反応関係　73
臨床検査技師等に関する法律　127
臨床検査技師の定義　127
臨床検査技師名簿　129
臨床研修　146
臨床工学技士法　149

ろ

労災保険　115
老人福祉　117
老人保健　100
労働安全衛生法　165
労働安全管理　108
労働衛生管理　107
労働衛生行政　113
労働衛生法規　164
労働基準法　164
労働局　113
労働災害　107
労働災害防止計画　165
労働者災害補償保険　115
労働者災害補償保険法　166
老年人口　21
老齢年金　115

数字

1日摂取許容量　74
1類感染症　53
2類感染症　53
3類感染症　54
4類感染症　54
5類感染症　54

欧文

A
ADI　74
AI　77

B
BMI　77, 78
BOD　44, 69

C
COD　44, 69

D
DG　77
DO　44, 69

E
EAR　77
EBM　2
ED_{50}　73
EPI　121

H
Hillの基準　30
HIV　124

I
ICF　18

J
JICA　122

L
LD_{50}　73
LOEL　73

N

NOAEL　73
NOEL　73

O

ODA　122

P

PMI　24
PMR　24

R

RCT　34
RDA　77
ROC曲線　17

S

SS　44, 69

T

TDI　74

U

UL　77
UN　122
UNAIDS　122
UNEP　123

V

VDT作業による健康障害　110

W

WHO　121
WHO憲章　2

ポケットマスター臨床検査知識の整理
公衆衛生学／関係法規　　　　ISBN978-4-263-22411-3
2018年8月25日　第1版第1刷発行

編　者　新臨床検査技師
　　　　教育研究会
発行者　白　石　泰　夫
発行所　医歯薬出版株式会社

〒113-8612　東京都文京区本駒込1-7-10
TEL (03) 5395-7620(編集)・7616(販売)
FAX (03) 5395-7603(編集)・8563(販売)
https://www.ishiyaku.co.jp/
郵便振替番号 00190-5-13816

乱丁，落丁の際はお取り替えいたします．　　　　　　　印刷・真興社／製本・愛千製本所
© Ishiyaku Publishers, Inc., 2018. Printed in Japan

本書の複製権・翻訳権・翻案権・上映権・譲渡権・貸与権・公衆送信権(送信可能化権を含む)・口述権は，医歯薬出版(株)が保有します．
本書を無断で複製する行為(コピー，スキャン，デジタルデータ化など)は，「私的使用のための複製」などの著作権法上の限られた例外を除き禁じられています．また私的使用に該当する場合であっても，請負業者等の第三者に依頼し上記の行為を行うことは違法となります．

JCOPY ＜出版者著作権管理機構 委託出版物＞
本書をコピーやスキャン等により複製される場合は，そのつど事前に出版者著作権管理機構(電話03-3513-6969，FAX 03-3513-6979，e-mail：info@jcopy.or.jp)の許諾を得てください．